온열침 치료
안면마비 / 뇌혈관질환 / 척추골반질환

매뉴얼
2편

온열침 치료 매뉴얼 2편

펴 낸 날 2025년 10월 13일

지 은 이 최성운, 지현우, 김재석
펴 낸 이 이기성
기획편집 최인용, 서해주, 권희연
표지디자인 최인용
책임마케팅 이수영, 김정훈
펴 낸 곳 도서출판 생각나눔
출판등록 제 2018-000288호
주　　소 경기도 고양시 덕양구 청초로 66, 덕은리버워크 B동 1708, 1709호
전　　화 02-325-5100
팩　　스 02-325-5101
이 메 일 bookmain@think-book.com

· 책값은 표지 뒷면에 표기되어 있습니다.
　ISBN　　979-11-7048-699-2(93510)

Copyright ⓒ 2025 by 최성운, 지현우, 김재석 All rights reserved.
· 이 책은 저작권법에 따라 보호받는 저작물이므로 무단전재와 복제를 금지합니다.
· 잘못된 책은 구입하신 곳에서 바꾸어 드립니다.

한의사가 쓴 질환별 치료 과정

온열침 치료

안면마비 / 뇌혈관질환 / 척추골반질환

매뉴얼

2편

최성운, 지현우, 김재석 지음

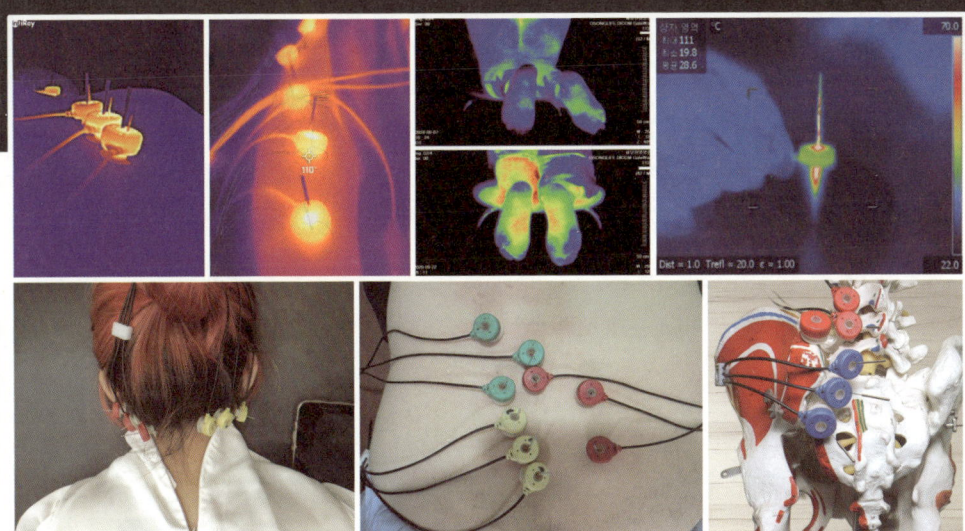

생각나눔

서 문

저자들이 『온열침 치료 매뉴얼』 1권(이명, 알레르기비염, 기능성소화불량, 월경통, 수족냉증)을 출간한 이후 화타153을 이용한 자기장 온열침에 관한 관심은 지속적으로 증가해 왔습니다. 이번 2권에서는 1권에서 다루었던 첩약 건강보험 대상 질환인 알레르기비염(J30), 기능성소화불량(K30), 월경통(N944, N945, N946)에 이어 안면신경마비(G510), 요추추간판 탈출증(M510, M511), 뇌혈관질환 후유증(I69, U234)을 함께 치료하는 방법들을 소개합니다.

뜸을 이용하여 침을 데워 병소를 자극하는 방법은 수천 년 동안 행해져 왔으며, 그 다양한 효과에 대해서 수많은 임상가가 임상에서 검증해 오고 있습니다. 하지만, 국내에서는 보험제도의 수가 문제, 시술의 번거로움 등으로 인해서 많은 한의사가 제대로 활용을 못 하고 있습니다. 저자들은 화타153 이라는 기계를 이용한 자기장 온열침 방식이 기존의 온침 효과와 더불어 자기장 치료법을 결합하여 다양한 질병들을 더 많이 치료할 수 있다고 생각합니다. 2권에서는 1권에서 다루지 못한 임상파트 부위와 함께 온열침의 생리적 효과의 이론적 근거에 해당하는 부분을 함께 실었고, 이번에 다 다루지 못한 임상파트 부위인 견부, 상지부, 고관절, 슬부, 하지부는 다음 3권을 기약하겠습니다. 한편, 이 권에서는 화타153 기기를 가지고 실시한 MCF-7 유방암세포에 대한 실험 논문의 내용도 간략하게 실었습니다. 앞으로도 많은 임상가분들이 다양한 질환에 사용하시어 치료 영역을 확장하시기 바랍니다.

저자 - 지현우, 김재석, 최성운

CONTENTS

- 서문   4

제1장   자기장 온열침의 의의

1) 온열침의 생리학적 기전과 안정성 향상 효과   10
2) 근육 및 관절 안정성을 위한 온열침의 구체적 적용   11
3) 온열침의 장기적 효과   13
4) 치료 시 주의 사항   13
5) 결론   13

제2장   안면마비

1) 안면마비의 양한방 치료 방법   21
2) 안면부 온열침 치료의 의의   21
3) 중추성 안면마비와 말초성 안면마비   22
4) 안면마비 환자의 한약 치료   26

제1장   뇌혈관질환/ 중풍 후유증

1) 뇌졸중이란?   34
2) 뇌졸중의 분류와 경과   34
3) 뇌졸중 치료의 한방치료   38
4) 뇌졸중의 한약 치료   40
5) 중풍 후유증 치료   42

제1장 통증/재생 클리닉

1. 두경부질환
  1) 두통   63
  2) 어지럼증   76
  3) 경추통   86
  4) 목디스크(손 저림)   96

2. 흉추부
  1) 등 통증   107
  2) 늑간신경통(intercostal neuralgia)   115
  3) T4 syndrome   120
  4) 능형근 통증   123

3. 요추부
  1) 요추추간판탈출증(Lumbar Disc Herniation)   124
  2) 요추 척추관 협착증(Lumbar Spinal Stenosis)   133
  3) 후관절 증후군(Facet Joint Syndrome)   141
  4) 제3요추 횡돌기 증후군   147
    (L3 Transverse Process Syndrome)

4. 골반부
  1) 천장관절염(Sacroiliitis)   155
  2) 좌골신경통(Sciatica)   163
  3) 골반기저근 증후군   171
  4) 좌골점액낭염(Ischial Bursitis)   176

  • 참고문헌   188

제1장

자기장 온열침의 의의

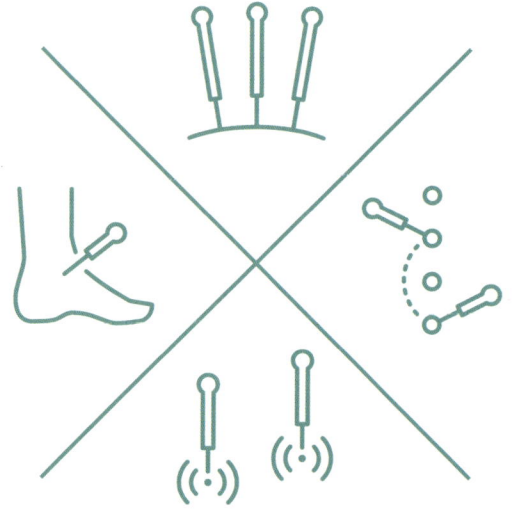

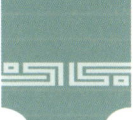

▶ 온열침을 통한 근육 및 관절 안정성 향상: 불안정성 보완 관점

자기장 온열침은 침에 자기장을 활용해 열을 발생시키는 방식으로, 침 치료의 자극 효과와 온열 요법의 생리적 이점을 결합한 치료법입니다. 이 치료법은 단순히 유연성을 증가시키는 것이 아니라, 근육 및 관절의 불안정성을 보완하고 안정성을 강화하는 치료 목적으로 활용될 수 있습니다. 특히, 근육의 신경근 조절 기능 향상 및 관절 주변 조직의 강화 측면에서 큰 잠재력을 가집니다.

1) 온열침의 생리학적 기전과 안정성 향상 효과

(1) 온열침의 조직 반응

- 온열침은 국소적으로 혈류를 증가시켜 조직의 대사 과정과 치유를 촉진하며, 불안정한 관절이나 약화된 근육의 신경근 활성과 기능을 개선합니다. 과긴장된 근육은 안정성을 방해할 수 있는데, 온열침은 긴장을 완화하고 신경근 협응력을 회복시킵니다. 열이 심부 조직에 도달하면 탄성을 조절하고 근육

과 관절 주변 조직의 안정성을 돕습니다.

(2) 근육 안정성 강화
- 온열 자극은 근육의 신경 전달 속도를 증가시켜 약화된 근육을 활성화합니다. 과긴장된 보상근의 이완과 주요 근육의 활성화를 통해 근육 간 균형을 회복하여 안정성을 증대시킵니다.

(3) 관절 안정성 증대
- 온열 자극은 관절 주변의 연부조직과 인대에 유연성과 탄성을 부여하여 불안정성을 보완합니다. 또한 만성적인 불안정성 부위에서 저강도의 열은 염증과 부종을 줄이고 관절 기능을 개선합니다.

....

2) 근육 및 관절 안정성을 위한 온열침의 구체적 적용

(1) 근육/건 안정성 향상
- 온열침은 신경근 기능을 조절하며 불안정성을 유발하는 근육 불균형을 바로잡을 수 있습니다. 복압(IAP)을 통해 몸통 안정성을 확보하는 복횡근과 다열근, 골반 안정성을 강화하는 둔근, 그리고 요추 안정성을 높이는 다열근 등이 주요 적용 부위입니다. 온열 자극은 심부 근육의 신경 활성화를 촉진하고 과긴장을 줄이며 근육 간 협응을 회복하는 것을 목표로 합니다.

(2) 관절 안정성 증대
- 관절 불안정성은 근육과 인대의 부족한 협응에서 비롯됩니다. 온열침은 관절 주변 조직의 기능을 개선하는 데 적합하며, 천장관절, 무릎 주변 인대, 척추의 후관절, 발목 손목의 인대나 지지대 등을 대상으로 적용됩니다. 온열 자극은 관절 주변 조직의 탄성과 치유 과정을 촉진하고, 관절의 미세 움직임을 안정화합니다.

(3) 단계적 접근
① 초기 단계
온열침을 활용해 불안정성을 유발하는 조직의 긴장을 완화하고 기능을 회복시킵니다. 염증 감소와 관절 가동성을 확보하는 것이 주요 목표입니다.

② 중기 단계
온열 자극 후 재활 운동을 병행하여 근육과 관절의 협응을 강화합니다. 이 단계에서는 코어 안정성과 체간 균형 훈련이 이루어집니다.

③ 유지 단계
정기적인 온열침 치료와 예방적 재활을 통해 안정성을 유지하고 약화된 조직을 추가로 강화합니다.

3) 온열침의 장기적 효과

- 온열침은 신경근 조절과 조직 회복을 통해 근육 및 관절 안정성의 지속적인 개선을 기대할 수 있습니다.
- 반복적인 치료와 재활 병행은 불안정성을 보완하고, 장기적으로 재발 위험을 낮춥니다.

4) 치료 시 주의 사항

급성 염증 상태에서는 열 적용을 제한해야 합니다. 온열 자극은 급성 염증 반응을 악화시킬 수 있으므로 주의가 필요합니다. 또한 조직 과열을 방지하기 위해 온도와 자극 시간을 조절하여 안전성을 확보해야 합니다. 환자의 상태와 조직 손상 정도에 따라 맞춤형 치료 계획을 세우는 것이 중요합니다.

5) 결론

온열침은 근육 및 관절 안정성을 보완하기 위해 효과적으로 사용할 수 있으며, 재활 운동과 병행하면 장기적이고 지속적인 개선을 기내할 수 있습니다. 이는 불안정성을 완화하고 신경근 협응과 조직 기능을 강화하여 근육과 관절의 기능적 안정성을 회복하는 데 기여합니다.

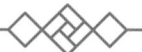 재생 치료 관점에서 온열침 치료의 장점

현재는 의료환경이 급성기 응급질환의 분포도는 줄어들고, 주로 만성연부조직 손상으로 인한 다양한 질환들이 발생합니다. 이에 진통 치료와 수술 치료보다는 조직을 재생하는 stem cell, prp등의 치료 등이 각광받고 있습니다. 이에 한의계에서는 자극 치료로 조직을 재생하는 치료라 할 수 있는데, 여기에는 연조직 재생을 돕는 약침, 연조직 장력과 재생을 돕는 매선 치료, 온열 자극으로 인한 heat shock protein 생성으로 조직 재생을 돕는 온열침 치료 등이 있습니다. 이러한 한의 재생 치료 등은 불안정한 인대, 건 구조물에 새로운 세포증식을 유도하는 방식입니다. 다만 사용 도구에 따라 관점이 조금씩 다를 뿐입니다. 약침 치료나 매선 치료의 경우 재생기전이 인대나 건의 부분 손상이 불완전 치유되어 이차적으로 발생하게 되는 만성 통증, 관절의 이완, 불안정성, 퇴행성 관절염 등을 치료하는 것으로 소량의 자극성 물질(약침액, 매선)이 인대와 건이 부착하는 enthesis 부위에 투여하여 초기 염증 반응을 발생시키고 염증 매개체들이 만들어지고 이후 성장인자 분비를 통해 콜라겐 구조물 등의 비후 및 강화를 얻어 재생하는 치료라 할 수 있습니다. 그러나 온열치료에서 약간 기전이 다르게 됩니다. 흔히 약침 치료나 매선 치료 후 몸살을 앓는 것과 다르게 온열침 치료에서는 몸살이 없게 되는데 그 이유는 HSP기전을 사용하기 때문입니다. 온열침 치료는 앞서 얘기한 약침이나 매선의 염증기(Inflammation phase)를 거

치지 않고 바로 프로틴리모델링(Protein remodeling)을 통해 재생을 시작하기에 침 몸살이 없거나 매우 적은 특징이 있습니다. 저자들이 임상적으로 사용해 봐도 침의 자극량이 적지 않을 때도 침 몸살과 같은 현상들이 극히 적습니다. 따라서 환자 순응도가 높은 편이기에 치료 효과가 더 극대화되게 됩니다. 또한 온침과 화침의 경우 임상적으로 오래전부터 사용됐으며 외상성 인대 손상, 골관절염, 요추부 긴장 등의 통증 질환 뿐만 아니라 치매, 중풍, 위장염 등 다양한 질환으로 확대됐습니다. 이는 동물실험 결과 손상된 인대의 Type III collagen mRNA와 protein level을 올리며, Synovial tissue의 inflammatory cytokines과 NF-κB p 65 expression을 낮추고, SIRT1을 높이는 등의 작용을 한다고 합니다.

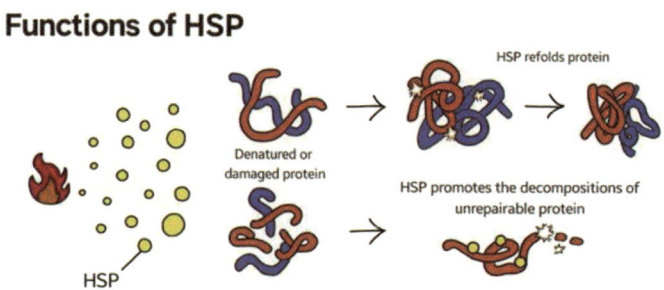

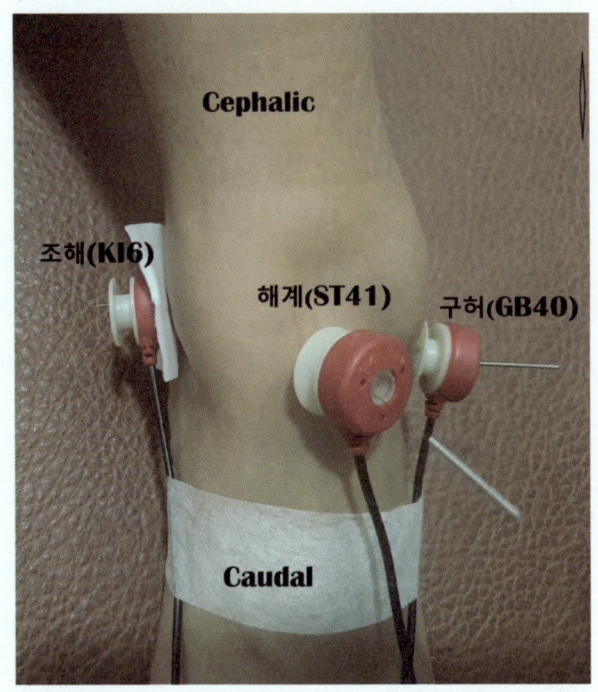

만성 발목 관절염 환자의 구허(GB40)- 조해(KI6)를 투자하고 양측에 화타153 의 도자를 걸어 온열침 시술을 시행하고 있는 모습. 가운데 혈자리는 해계혈(ST41)이다. 이 방식의 투자는 족근동(sinus tarsi)으로 자입하여 cervical ligament, anterior talocalcaneal ligament, interosseous talocalcaneal ligament 등을 지나서 족관절 안정성에 큰 역할을 하는 인대들을 자극할 수 있다.

제2장

안면마비

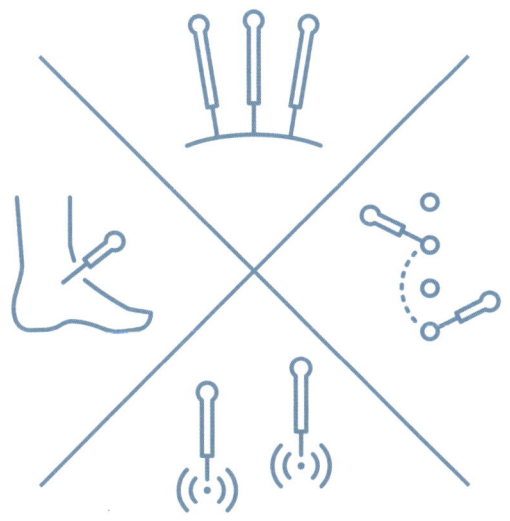

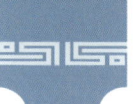

▶ 임상 케이스

　3년 된 안면마비를 가진 50대 여성 환자분이 오셨습니다. 3년 전 발병 당시 양방병원과 한방병원에서 치료를 받으셔 개선된 부분도 있었지만, 여전히 영풍출루(迎風出淚) 현상이 있고, 눈을 감을 때 완전히 감기지 않고, "이"라고 할 때 대관골근과 소관골근의 경결로 인해 입꼬리가 완전히 올라가지 않는 경향이 있었습니다. 모든 질병이 그렇지만 안면마비 증상도 마무리가 쉽지 않은 경우가 있습니다. 관골근부착부의 경결점을 침도로 자침하여 풀어주고, 눈 주위의 정멸혈과 관골근 부착부주위에 화타153을 이용한 온열침을 이용하였습니다. 환자분은 정체기에서 더 이상 좋아지지 않는다고 자포자기하시다가 영풍출루 증상, 눈 감김, 입술꼬리 올림 증상 등이 95% 이상 개선되고 치료를 종결하였습니다. 오래된 안면마비의 경우 특별히 더 해줄 것이 없는 경우가 많습니다. 특히, 안면부 소근육들의 마비로 인한 이완은 만성기로 넘어가면 개선이 쉽지 않습니다. 화타153을 이용한 온열침 사용은 새로운 자극을 만들어 개선의 여지를 만들어 냅니다.

1) 안면마비의 양한방 치료 방법

안면마비 환자에게는 스테로이드를 포함한 양약 단독 치료를 시행하는 것보다는 침과 함께 협진 치료를 시행하는 것이 가장 바람직합니다. 양방의 스테로이드 치료는 발병 72시간 이내에 말초성 안면마비 환자에게 표준적 치료로 사용됩니다. 보통은 경구복용으로 일주일 정도 사용하지만, 중증인 경우 3주도 사용합니다. 중추성 안면마비의 경우에는 스테로이드 치료가 일반적이지는 않습니다. 말초성은 신경염성병태가 많아 스테로이드가 효과적이지만, 중추성은 허혈성 또는 구조적 손상이 대부분이라 효과가 제한적이기 때문입니다.

과거에는 중풍 질환과 함께 말초성, 중추성 안면마비 모두 한방치료가 양방 치료에 비해서 선호도가 높았었지만, 지금은 그러하지 않습니다. 하지만, 안면마비 환자를 다수 치료해 본 경험으로는 한방치료는 여전히 강력한 강점이 있습니다. 특히 침치료와 더불어 한약, 봉침, 사독 등의 약침과 매선, 화타153의 자기장 온열침 등의 복합 치료도 고려해 보아야 합니다.

2) 안면부 온열침 치료의 의의

급성기뿐만 아니라 만성기로 접어든 중추성, 말초성 안면마비 환자의 경우 뜸 자극이 치료에 효과가 있다는 것을 알고 있으면서도, 안면 부위에 대한 화상과 이에 따른 흉터에 대한 우려로 인하여 직접구는 물론이고 간접구마저도 시행하지 못하는 상황입니다. 이런 상황에서 화타153을 이용한 효율적이고 통제할 수 있는 자기장 온열침의 사용은 치료율에 큰 향상을 가져옵니다. 저자가 과거 굵기가 0.5mm의 석호침으로 말초성 안면마비 환자를 치료할 때 환자들의 회복률이 더 좋았던 기억을 되살려보면, 통증에 대한 민감도가 너무 높아진 최근의 환자들에게 이제는 더 이상 과거처럼 굵은 침을 사용하는 것이 힘들어졌습니다. 하지만, 화타153을 통한 자기장 온열침은 훌륭한 대안이 될 수 있다고 생각합니다. 특히 화타153의 경우 온열 자극과 함께 파장을 형성하는 자기장이 1초에 150,000번 교차하여 침에 대한 보사(補瀉)의 수기법 효과를 가져옵니다. 특히 오래된 안면마비 후유증으로 증상이 남아있는 경우 기존의 자극 방법인 침, 매선, 약침, 마사지 등에 더하여 새로운 종류의 자극을 줌으로써 추가적인 개선 효과를 볼 수 있습니다. 안면 부위는 특히 자침하고 나서 자기장 온열을 가하는 경우 인체의 다른 부위와 다르게 약간의 통증을 호소하시는 분들이 많습니다. 약한 전기적 자극이 지속적으로 오는 느낌입니다. 근육이 많은 요부나 둔부 같은 부위들은 이런 느낌을 잘 못 느끼지만, 복부나 안면 부위처럼 기육이 얇은 부위에서는 자기장이 가해지는 것을 느끼는 분들이 있습니다. 하지만, 2~3분 내에 환자들은 그 통증에 적응하므로 크게 걱정하실 필요는 없습니다.

....

3) 중추성 안면마비와 말초성 안면마비

중추성은 뇌경색, 뇌출혈 등의 뇌신경의 문제로 인하여 발생하고 편마비, 언어장애 등과 같은 전신에 기타 이상 증상이 함께 발생하지만, 이마주름 잡기 등이 가능하고, 말초성 안면마비의 경우는 특발성 마비로서 바이러스 감염이나 기타 안면신경의 염증이나 골절 종양 등의 손상으로 안면부 증상만 나타나며, 이마주름 잡기 등이 안되는 증상을 가지고 있습니다.

(1) 중추성 안면마비 환자

중풍 후유증으로 인한 중추성 안면마비 환자를 급성기에 한국의 한의원에서 치료하는 경우가 많지 않습니다. 대부분 양방에서 중풍 치료를 받기 때문입니다. 이에 대한 설명은 뒤에 중풍 편에서 설명드리겠습니다. 또한, 대부분의 환자가 편마비가 온 상하지의 근력과 운동능력 회복을 통한 일상생활로의 복귀를 중요하게 여겨 막상 안면마비 치료에 대해서는 소홀하게 되는 경우가 많았습니다. 하지만, 안면신경마비로 인한 안면부 운동장애뿐만 아니라, 마비된 쪽으로 침이 흐르는 구각유연(口角流涎)증상, 삼차신경통 같은 안면부 통증과 강직, 반측성 안면경련, 감각 이상, 특히 눈 주위의 경련과 안검하수 등의 증상이 발생하는 경우가 자주 있으며 이런 환자는 침 치료, 약침 치료, 자기장 온열침 치료로 증상 개선 효과가 있습니다. 양방에서 이런 다양한 증상에 대해서 각각 스테로이드나 진통제를 지속적으로 쓰기에는 부담스럽기에 한방의 대증치료가 유의미하다고 여겨집니다.

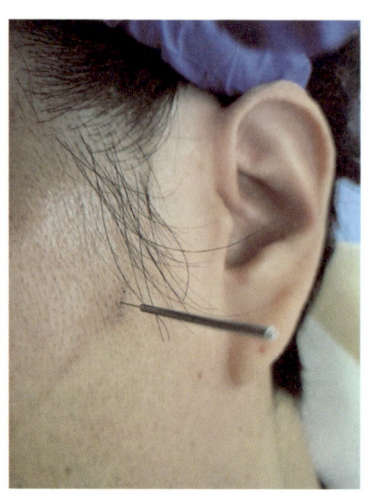

코로나백신 주사 이후 발생한 뇌경색 환자로 안면마비, 삼차신경통을 진단받은 후 지속적인 안면부 통증, 반측성 안면경련 등을 호소하여 기본적인 안면부 자극치료점과 함께 사진처럼 75mm 장침을 이용하여 Sphenopalatine Ganglion 자침하여 증상 개선시킴.

『온열침 치료 매뉴얼』 1권 참조

(2) 말초성 안면마비 환자

말초성 안면마비 치료의 경우, 정확한 원인은 알려지지 않으며, 바이러스 감염 등으로 인한 안면신경의 염증 등이 주요 원인으로 추정되고 있습니다. 대부분의 한의원에서 접할 수 있는 안면마비 환자 유형입니다. 특히 안면신경의 주행 경로가 측두골 내에서 좁고 긴 골관을 지나가며 복잡한 구조물들과 연결되어 염증, 손상 등에 영향을 받기 쉽다고 할 수 있습니다. 안면근육의 이완마비뿐만 아니라 이상 감각과 동통, 미각

장애, 청각과민, 눈물 감소, 유루증, 이명 등이 함께 나타난다는 점에서 안이비인후과 질환에 잘 사용되고 있는 자기장 온열침을 사용하기에 적합하다고 볼 수 있습니다.

특히 안면마비는 재발이 일어날 수 있고, 적절한 치료가 조기에 시행되지 않는 경우에는 불완전한 회복을 보이는 경우도 많은데 화타153을 이용한 자기장 온열침 치료는 이러한 안면마비 후유장애 환자에게 더 좋은 결과를 볼 수 있습니다. 현재 화타153을 이용하여 10일 이내의 말초성 안면신경마비가 발생한 환자들에 대한 치료가 유의미하다는 연구가 2016년 발표되었지만, 저의 임상 경험상 후유장애를 가진 오래된 안면마비 환자들에 대한 연구를 진행하면 의미가 더 클 듯합니다. 실제로 저자는 화타153을 사용하기 전, 일회용 뜸을 이용한 온침을 수년 이상의 완고완 마비 후유증으로 고생하는 환자들에게 침, 침도, 약침 매선 등의 시술과 함께 시행하였지만, 뜸 연기로 인한 환자의 불편함과 더불어 화상의 우려로 인하여 지속적으로 하기가 부담스러웠습니다. 하지만, 화타153을 이용하면서 훨씬 안전하고 편하게 치료할 수 있게 되었습니다. 화타153을 사용하는 경우도 허리나 등과 같은 부위와 달리 얼굴 표면 부위의 만곡으로 인하여 링도자가 피부에 밀착되기 어려운 점이 있으므로 surgical tape으로 꼭 고정해서 사용해야 합니다. 또한 화상의 우려가 있는 경우 알코올 솜 등을 밑에 깔고 사용하시기를 권해드립니다.

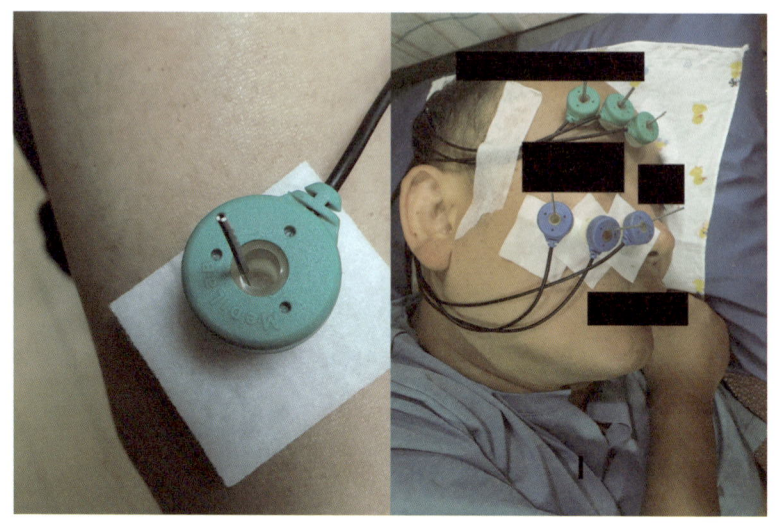

화상이 염려되는 경우 알코올 스왑을 사용하여 화상을 미연에 방지가 가능하다.

4) 안면마비 환자의 한약 치료

안면마비에 쓰는 처방에는 이기거풍산(理氣祛風散)과 견정산(牽正散)이 가장 먼저 떠오릅니다. 한방병원에서 가장 루틴하게 다용하는 처방이기도 하였습니다. 하지만, 견정산의 경우 백강잠, 백부자, 전갈을 사용하여 산제(散劑)로 하여 루틴하게 복용시켰으나, 최근에는 백부자의 기원 문제로 쓰기가 쉽지 않은 듯합니다. 이기거풍산에 백강잠과 전갈을 합방하여 사용하기도 합니다. 안면마비의 경우도 급성기에 오기도 하지만 대부분 허증으로 오는 경우가 많아서 가미대보탕류의 보약을 사용하기도 하고 저의 경우는 갈근탕, 계지탕류, 방풍통성산, 황기계지오물탕, 사상방 등을 환자 상태에 따라 맞추어서 사용하였습니다. 환자가 실한 경우 땀을 내주어서 발표거사 하는 처방을 위주로 치료하고 허한 환자나 만성기의 경우는 보하는 처방을 위주로 치료합니다.

안면마비 치료 혈자리 소개

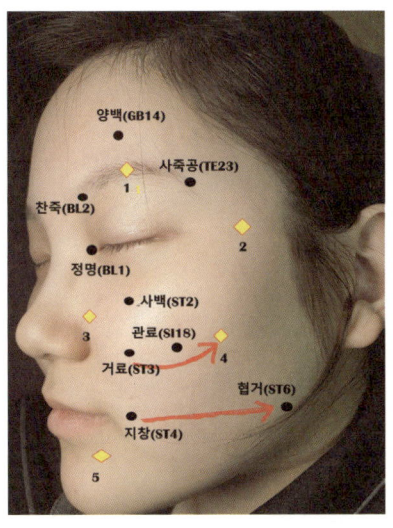

다용하는 안면마비 주요 치료점: 12경맥의 정경혈자리 검정색 점(●), 경외기혈이나 추가 혈자리는 노란색 다이아몬드(◆)로 표시함.

◆1: 어요(EX-HN4), ◆2: 태양(EX-HN5) ◆3: 상순비익거근(levator labii superioris alaeque nasi) ◆4: 대관골근(Zygomaticus Major) ◆5: 구각하제근(Depressor Anguli oris)

(지창혈부근에 Modiolus 라는 지점에 입술주변의 여러 많은 근육들이 붙는 지점이 있다.)

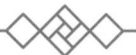 말초성 안면마비의 검사 방법과 예후

상기 방법을 이마에서 턱으로 내려오는 순서대로 한다.
- 가만히 눈 감고 있기. (환측 눈과 입이 처지는가, 눈이 제대로 감기는지 확인.)
- 눈썹을 위로 올려서 이마 주름살 잡기.
- 눈을 꼭 감아서 눈 주위 주름살 잡기.
- 양측 눈을 번갈아 가면서 윙크하기. (건측을 감고 환측을 뜰 수는 있지만, 환측을 감고 건측을 뜰 수 없다. 환측을 감으면 양측이 동시에 감긴다.)
- 코 찡그리기.
- 입 벌려서 "이" 하기. (가운데 중절치-> 측절치 ->견치->제1소구치-> 제2소구치 순서로 보이는 이빨의 개수를 확인한다.)
- 입술로 "오" 모양 만들기.
- 양 볼을 풍선 불듯이 부풀려서 손으로 볼을 쳐주어서 바람이 빠지지 않는지 확인하기.
- 아랫입술을 밑으로 까기.

안면마비 증상 외에도 눈물 감소증, 유루증, 영풍출루, 이명, 청각과민, 미각이상 등의 증상이 함께 오는 경우도 있습니다. 특히, 안면마비 환자에서 누액분비 장애가 동반된 경우, 일반적으로 손상 부위가 더 심부이고 예후가 불량한 것으로 간주합니다. 또한, 안면신경마비이지만 대상포진 바이러스로 인해 발생하는 람세이 헌트 증후군 (Ramsay Hunt Syndrom) 의 경우도 예후가 더 불량하다고 여겨집니다. 하지만, 환자의 개별적인 상황에 따라 다릅니다. 질병의 발병 이유 등에 대한 조사와 증상을 보고 난 후에 단순한 벨마비로 판단하고 치료했음에도 불구하고 예후가 좋지 않아 치료 기간이 오래 걸리는 경우도 있고, 귀 주변의 수포 등 바이러스로 인한 발생으로 보았음에도 예후가 좋은 경우도 있습니다. 또한 근전도검사를 통해서 안면마비의 예후를 판단하는 방법도 있습니다.

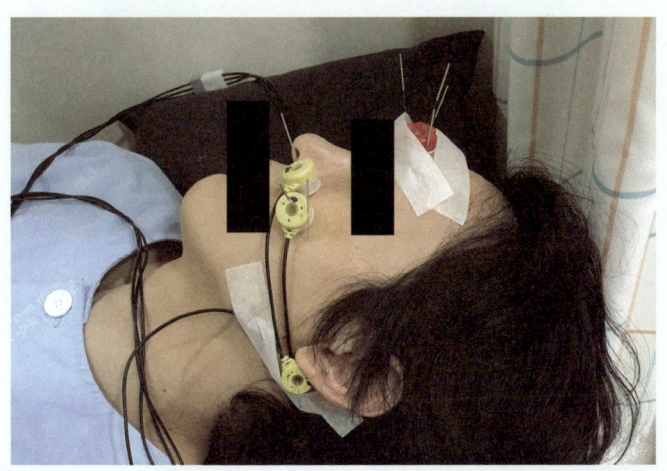

외상성 두개골 손상과 하악골 골절로 인한 수술 후 안면마비가 온 30대 중반의 남자 환자: 안면마비 증상은 일반 침으로 거의 회복되었지만, 영풍출루(迎風出淚) 와 유루증(流淚症) 증상이 지속되어 정명혈을 화타153 을 사용하여 자침하여 치료 종결함.

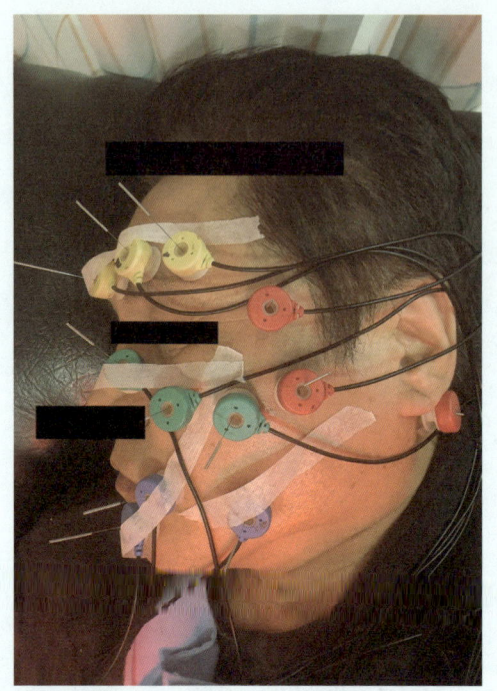

뇌경색으로 인한 환자의 안면마비 치료.

제3장

뇌혈관질환/ 중풍 후유증

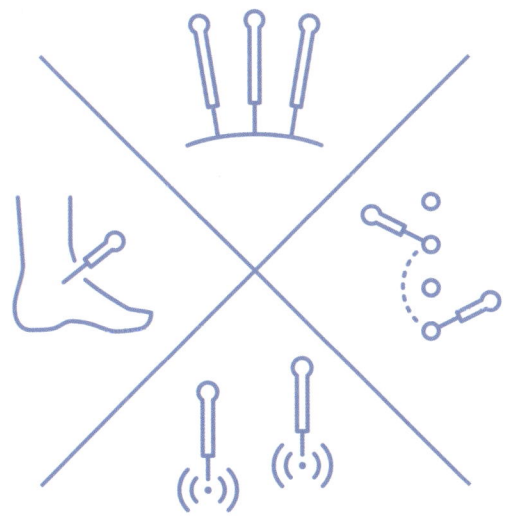

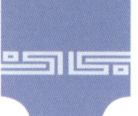

1) 뇌졸중이란?

뇌졸중은 뇌혈관의 폐쇄 또는 파열과 같은 뇌혈관의 장애로 인하여 갑작스럽게 국소적인 신경학적 장애가 발생하여 24시간 이상 지속하는 경우로 정의합니다. (WHO) 뇌졸중의 2021년 국내 발생 건수는 108,950건으로 10년 전인 2011년 대비 9,412 건(9.5%) 증가하였습니다. 뇌졸중은 심근경색증과 더불어 빠른 진단과 적절한 치료를 받지 못하면 사망에 이를 수 있는 중증질환으로 타 질환보다 건당 의료비가 많이 들고, 생존한 경우에도 후유증으로 심각한 장애를 동반하는 경우가 많습니다.

2) 뇌졸중의 분류와 경과

발생 원인에 따라 출혈성 뇌졸중(Hemorrhagic stroke)은 외상성 및 비외상성 출혈이 있고, 허혈성 뇌졸중(Ischemic stroek)은 혈전성, 색전성, 열공성 등으로 나누어진다.

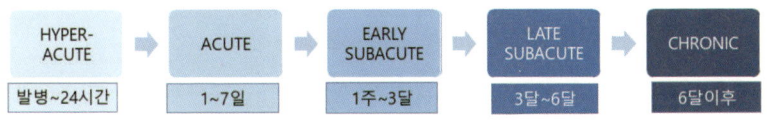

초급성기에 허혈성 뇌졸중 증상이 처음으로 나타나고 1996년 FDA 승인을 받은 rtPA(Recombinant Tissue Plasminogen Activator)를 정맥 투여하여 혈전을 용해합니다. 발병 후 보통 3~4.5시간 이내에 치료하며 투여 시기가 빠르면 빠를수록 예후가 더 양호하다고 합니다. 하지만 치명적인 두개 내 출혈을 유발할 수 있음을 주의해야 합니다. 또한 혈전제거술(Mechanical Thrombectomy)을 발병 후 24시간 이내에 시행하기도 합니다. 초급성기에는 생명을 유지하고 뇌 손상을 최소화하는 것이 최우선입니다.

급성기에는 집중적인 치료를 받는 것이 좋지 않다는 의견이 있습니다. 동물실험 결과 뇌졸중 후 너무 일찍 너무 많은 치료를 억지로 시행하면 뇌 손상이 오히려 증가했다고도 합니다. 치료자가 환자의 사지를 수동적으로 움직여주는 수동적인 관절운동 정도만을 시행하는 것이 권고됩니다. 현재 급성기 환자의 경우 한방치료를 받는 경우가 거의 없지만, 과거 경험상으로 보면 가벼운 침 치료와 함께 한약 처방은 충분히 사용하는 의의가 있다고 생각합니다.

아급성기는 가장 중요한 시기입니다. 뇌졸중을 겪고 살아남은 신경세포가 서로 연결되면서 기능을 회복합니다. 아급성기의 회복은 환자의 재활 노력과 치료자들의 노력으로 기인하기도 하지만, 많은 부분은 수많은 신경세포들이 저절로 다시 연결되는 자발적회복 때문입니다. 결론적으로 말하자면 이 시기에 어떤 노력을 얼마나 하느냐에 따라 아주 많은 부분이 회복될 수도 있고 잘못될 수도 있습니다. 여기서 가장 중요한 부분이 경계영역(Ischemic Penumbra)입니다. 뇌졸중으로 인해 비가역적 손상을 입은 부위인 손상 중심 영역(Ischemic core)은 어쩔 수 없더라도, 기능 장애가 발생하였지만, 혈류가 재개되면 회복이 가능한 경계영역의 신경세포들이 자발적으로 회복을 시작할 때를 빨리 알아차리고 강도 높은 재활을 시작하는 것이 중요합니다. 무단한 반복연습으로 살아남은 신경세포 사이를 재연결하는 신경 가소성(Plasticity)에 의한 변화를 만들어 내는 것입니다. 이 시기에 놓치기 쉬운 부분이 환자의 전체적인 체력의 중요성입니다. 재활치료에 많은 에너지 소모가 필요하기에 보약 개념의 한약도 반드시 필요합니다.

  자발적 회복은 이전까지 불가능했던 동작을 할 수 있거나, 느끼지 못했던 감각을 느끼거나, 언어, 기억 등의 회복을 단서로 파악할 수 있습니다.

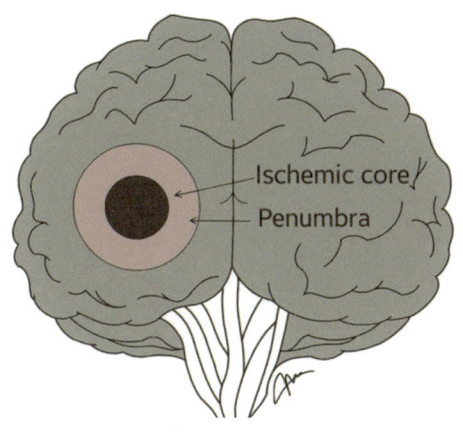

손상 중심 영역은 뇌졸중으로 완전히 파괴된 부위로서 모든 뇌세포가 사멸되었으며, 이 부위는 뇌세포가 재연결될 가능성이 없으며 나중에 공동화현상이 일어납니다.

경계영역은 손상 중심 영역보다 훨씬 넓은 영역이며, 뇌세포가 살아있기는 하나 위태로운 상태로서 치료 성공 여부에 따라서 재생되기도 하고 쓸모없는 영역이 되기도 하는 뇌의 가소성이 역량을 발휘할 수 있는 부분입니다.

만성기의 시작은 경계영역의 살아남은 세포들이 살아남아서 일하고 있는 것들과 아무것도 하지 않는 것들로 결정되고 나서 이제 더 이상 큰 변화가 일어나지 않을 때입니다. 연결이 끊어진 신경세포는 다른 신경세포와 연결되는 가지인 수상돌기가 없어집니다. 하지만 환자가 할 일은 뇌의 가소성을 믿고 지속적으로 어려운 동작을 반복하는 것밖에 없습니다. 우리가 영어를 강제로 쓰는 영어 캠프에 들어가서 외국어를 배우는 것처럼 일부러 환측으로만 어려운 동작을 하는 방법 등을 씁니다. 하지만, 제 경험적으로 보면 대부분의 환자들은 이 정체기에 스스로 그 상태에 만족하는 경향성이 강합니다. 가족의 관심이 점점 약해지고 치료에 따른 경제적 문제도 커지기에 적극적인 치료에 대한 환자 본인의 마인드가 가장 중요한 역할을 한다고 생각합니다.

3) 뇌졸중 치료의 한방치료

과거에는 한방병원에서 많은 뇌졸중(중풍) 환자들이 입원하여 치료받았지만, 최근에는 이러한 환자들을 보기 어려워졌습니다. 이는 제도적 문제와 치료 환경의 변화, 그리고 양방 치료기술의 발달에 기인합니다. 그러나 한방치료는 여전히 뇌졸중 환자의 회복 과정에서 중요한 역할을 할 수 있습니다.

rTPA(혈전용해제) 및 기계적 혈전제거술과 같은 초급성기 치료기술이 발전하면서, 뇌경색 환자의 초급성기 치료율이 매우 높아졌으며, 양방 치료에 추후의 급성기 이후 재활의 주도권을 완전히 넘겨주어 한방치료에 대한 수요를 감소시키는 결과를 초래했습니다.

양방재활 전문의에 대한 수가 인정과 한방병원의 입원 일수 제한은 장기적인 입원 치료가 필요한 뇌졸중 환자들에게 한방치료가 유지될 수 없는 환경을 조성했습니다. 이러한 상황에서 환자들의 수요와 치료 효과의 유의미성이 있음에도 불구하고 양방의 협진 요청이 없어서 한방치료에 대한 접근성이 어렵습니다.

그럼에도 불구하고 한방치료는 중풍 환자치료의 여러 단계에 개입할 여지가 있습니다. 첫째로 양방 치료에 대한 보완적 치료입니다. 안면마비의 경우 급성기에 스테로이드 치료와 병행하여 여러 한방치료를 받는 경우 예후가 더 좋듯이 한방치료는 뇌졸중 초급성기 이후 환자들에게 보완적인 역할을 할 수 있습니다. 또한, 근골격계 통증을 포함한 다양한 통증 관리에 효과적입니다. 중풍 환자는 단순 마비뿐만 아니라 통증 등 다양한 신경 증상을 가지고 있습니다. 더하여, 소화불량, 변비, 배뇨장애 등 뇌졸중 후 내과적 합병증에 대한 한약과 침 치료의 장점을 발휘할 수 있습니다. 대부분의 중풍 환자가 고혈압 당뇨 등 다양한 노인성 대사질환을 함께 가지고 있어 다량의 양약을 복용하고 있는 경우가 다수이기에, 통증이나 신체적 불편한 증상을 치료하기 위해서는 추가로 양약을 처방해야 합니다. 하지만, 많은 주치의가 약물의 과다복용으로 인한 부작용에 대해 염려를 하고 있습니다. 이때 약침이나 침 등 한방치료는 더 나은 선택지가 됩니다. 이러한 양방 주도의 재활치료의 시스템내에서 급성기 이후의 회복 과정에 물리치료사, 직업 치료사, 언어치료사, 간호사 등 다른 의료직역과 협력하여 상하지의 운동 재활, 안면마비, 언어치료, 연하곤란 치료, 인지장애 관리 등에서도 한방치료의 전문성을 발휘할 수 있습니다. 이를 위해 양방과의 협진에 대한 새로운 프로토콜 개발이 필요하다고 생각합니다. 특히 화타153을 이용한 자기장 온열침 치료는 발병 후 수년이 지난 만성기의 환자들에게도 새로운 자극의 기제로 작용하여 더 나은 운동능력을 갖게 해줍니다.

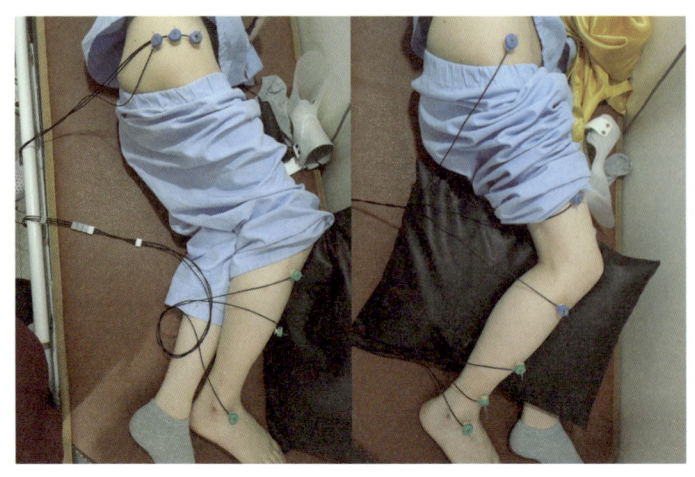

중풍 치료의 한방치료 보행 시 편마비 쪽의 탈력과 마비 증상에 화타153 치료를 받는 모습. 침 치료 포인트는 중둔근 부착부, 풍시(GB20) 투자, 양릉천(GB34) 음릉천(SP9)투자, 현종(GB39) 삼음교(SP6) 투자, 구허(GB40) 조해(KI6) 투자

발병한 지 3년이 지났지만, 자기장 온열침 치료 이후 보행 시 발목 강화 등 편마비 된 하지부가 힘이 더 강화됨.

4) 뇌졸중의 한약 치료

국내외에서 중풍 환자들에게 가장 많이 사용하는 처방은 보양환오탕입니다. 중풍 환자에게 '묻지마 보양환오'를 쓰기도 합니다만, 한약은 개별 환자의 소인을 반드시 고려해야 합니다. 황기, 당귀, 작약, 지룡, 천궁, 도인, 홍화가 들어가지만 압도적인 황기의 양에 잠깐 주춤하게 되는 처방입니다. 처방 구성을 보면 기허를 가진 환자의 어혈을 치료하는 처방입니다. 황기의 양이 너무 많아서 사용하기에 부담스럽다면 (중풍 처방은 보통 장복하므로) 양을 점점 늘려가면서 사용하면 크게 무리 없는 처방입니다. 또한 황기가 부작용이 많지 않은 약재라서 많이 사용하는 듯합니다. 보양환오탕과 비슷한 처방이 황기계지오물탕이 있습니다. 황기, 작약, 계지, 생강, 대조로 구성되며 여기서도 황기가 보양환오탕만큼은 아니지만 많이 들어갑니다. 어혈약이 없다는 점이 다릅니다. 황기의 경우 말초신경의 재생에도 의미가 있어서 중추신경의 손상으로 인한 2차적인 말초신경의 회복에도 효과가 있다고 여겨져 활용도가 높다고 생각합니다.

사실 대부분의 중풍 환자가 급성기가 지나고 한방에 내원하는 경우가 많고 대부분 만성화된 허증을 가지고 있기에 체질에 맞춘 보약 개념을 가지고 처방하는 경우도 많습니다. 환자의 체질에 따른 사상방을 처방하기도 하며. 일반적인 보약 개념으로는 가미대보탕류를 많이 사용합니다. 허증으로 판단되는 경우 중풍으로 인한 소통 장애로 인해 조직의 위축, 연약으로 문제가 발생하고 기혈이 모두 대허한 경우는 가미대보탕류를 사용하고, 자윤이 부족한 경우에는 만금탕, 증세가 완고한 경우 천오, 부자 등이 들어간 팔보회춘탕 등을 사용합니다.

뇌출혈에는 당귀음이나 혈부축어탕을 다용합니다. 저자가 전에 한방병원에 근무할 때 주로 사용하는 루틴 처방을 보면 우황청심환을 기본으로 사용하고 만성화된 허증 환자의 경우에는 상기의 처방을 사용하고, 실증 환자의 경우에는 방풍통성산 가감방과 소속명탕을 기본으로 사용하고 환자의 증상에 맞추어서 기본 중풍 처방에 가감을 합니다. 만성화된 중풍 환자들이 항상 고생하는 변비에는 수풍순기환도 자주 사용했습니다.

....

5) 중풍 후유증 치료

(1) 수족냉증

① 뇌졸중과 수족냉증과의 관계

『온열침 치료 매뉴얼』 1권에서 다룬 수족냉증의 경우 여러 가지 유발요인을 가지고 있으며, 부인과 질환, 위장질환, 자율신경실조증, 저혈압, 레이노증후군, 빈혈, 심혈관계질환, 당뇨병성 신경병증, 류마티스 관절염, 갑상선 기능 저하증, 갱년기 증상, 동맥경화증, 혈관폐색, 항암치료의 부작용 등으로 기저질환과 함께 유발되는 경우가 많습니다. 그리고, 뇌졸중 환자의 경우에도 급성기를 지나 만성기로 들어가면서 오랫동안 편마비 부분의 강직, 이상 감각과 더불어 냉증을 호소하시는 경우가 자주 있습니다. 하지만 뇌졸중 환자의 수족냉증에 관한 연구는 많이 되어 있지 않습니다. 편마비 부분의 수족냉증은 운동기능 저하로 인한 당연한 결과이며 이로 인한 환자들의 삶의 질을 고려할 때 적극적인 치료가 필요한 부분이라고 할 수 있습니다. 이는 특히 계절적 요인과 결합하여 일반적인 수족냉증 환자보다 증상의 개선이 더 어려운 경우가 많습니다.

뇌졸중은 중추신경계의 손상을 유발하며, 특히 자율신경계의 조절 기능에 영향을 미칩니다. 이는 혈관 조절과 체온 조절에 관여하는 시스템의 이상으로 이어질 수 있습니다. 뇌졸중 후 교감신경과 부교감신경의 균형이 무너질 수 있습니다. 이는 교감신경의 과활성화로 말초혈관의 수축을 유발해 손발로 가는 혈류량을 감소시키고, 수족냉증을 악화시키며, 부교감신경의 저활성화로 인해 혈관 확장이 제대로 이루어지지 않아 혈류 조절을 더욱 악화합니다. 또한, 뇌의 시상하부는 체온 조절의 중추로, 뇌졸중으로 인해 손상될 경우 체온 및 혈류 분포의 조절이 비정상적으로 작동할 수 있습니다. 이로 인해 손발과 같은 말초 부위의 체온 유지가 어려워지고, 수족냉증이 나타날 수 있습니다. 뇌졸중 이후 혈관 벽의 자율적 수축 및 이완 능력이 떨어지면서 말초혈관의 기능 이상이 발생합니다. 뇌졸중 환자들은 종종 운동량 감소와 근육 위축으로 인해 심박출량이 줄어들고, 말초 부위로 가는 혈류가 저하됩니다. 혈관 탄력성이 감소하여 말초로 혈액 공급이 원활하지 않게 됩니다. 뇌졸중의 기저 원인 중 하나인 혈전 형성은 말초혈관에서도 유사한 문제가 발생할 가능성을 높입니다. 이는 손발의 혈액 순환 저하로 이어져 수족냉증을 악화시킵니다. 기타 심리적인 위축으로 인해 악화하는 경우도 많습니다. 수족냉증은 뇌졸중 환자의 전신 순환 상태와 자율신경계 이상을 반영하는 중요한 증상 중 하나로 간주합니다. 이를 방치하면 추가적인 합병증으로 이어질 가능성이 있습니다.

② 뇌졸중 환자의 수족냉증과 일반 수족냉증 환자의 차이점
저자가 보아온 일반적인 수족냉증 환자와 뇌혈관질환 환자의 수족냉증을 살펴본 결과 여러 차이점이 있어 적어봅니다.
일반적인 수족냉증 환자는 양측을 동시에 치료하는 경우가 대다수이지만, 편마비 환자의 경우 마비된 측만 냉증이 있는 경우가 대다수입니다. 일반 환자보다 치료 기간이 훨씬 더 많이 필요합니다. 따라서, 시술자나 피시술자 모두 치료 기간과 개선 정도에 대한 여유로움이 필요합니다.
일반 수족냉증 환자는 부종이 함께 있는 경우를 보지 못했지만, 뇌졸중 환자의 경우 마비된 측의 부종은 자주 있습니다. 더하여, 뇌혈관질환자의 경우 마비된 측이 근위축이 오면서 수족냉증이 온 경우도 있습니다. (부종의 경우 혈자리를 달리 사용합니다.) 일반 냉증 환자는 레이노 증후군 증상처럼 청색증이 있는 경우도 있지만, 뇌졸중 환자의 경우 청색증을 본 적은 없습니다. (개인적인 치료 경험에 국한됨을 알려드립니다.)

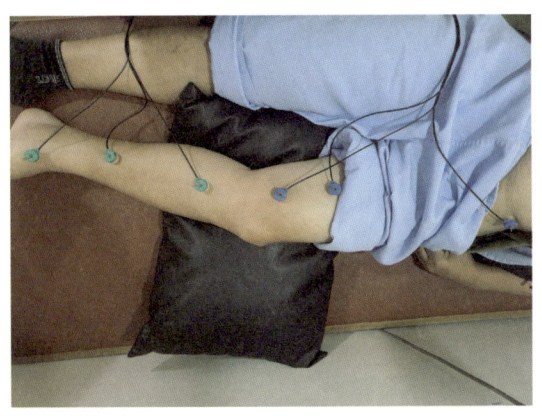

중풍 환자의 하지부 냉증과 부종 치료. 상기 환자는 편마비 된 측의 하지부 부종과 냉증이 함께 있는 환자로서 상구 삼음교 음릉천 혈해 기문 골반부 혈액순환을 위한 ASIS 내측 장골근을 심자함.

③ 뇌졸중 환자 수족냉증의 치료 포인트

일반 수족냉증 환자의 경우 중수골(metacarpal)과 중족골(metatarsal)이 사이로 깊게 자침하는 식으로 운용하였습니다만, 중풍 환자의 경우 좀 더 근위부 쪽으로 접근하여 치료합니다. 기본 자침 자리는 비슷하지만, 중풍 환자치료의 경우 마비된 쪽의 운동능력도 개선하는 것을 더 중점을 두어야 합니다. 중둔근 부착부와 대둔근 부착부, 장경인대의 풍시혈, 양릉천 투 음릉천, 조구 투 승산, 구허 투 조해, 중족골 사이를 기본 혈자리로 하여 자침합니다.

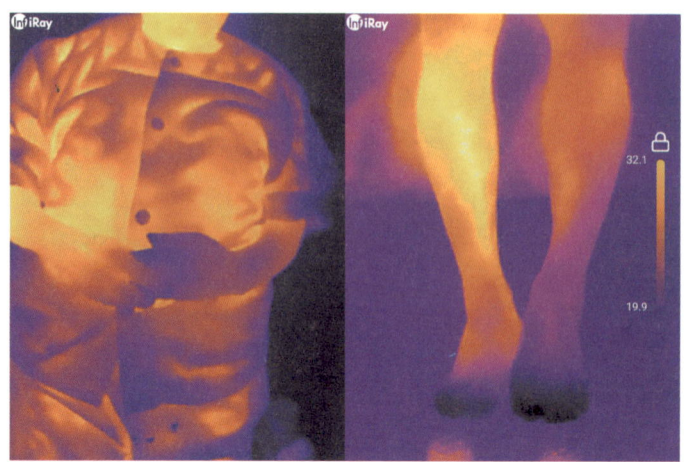

편마비 환자의 치료 전 DITI 사진. 좌측 편마비 부분의 온도 저하가 뚜렷하다.

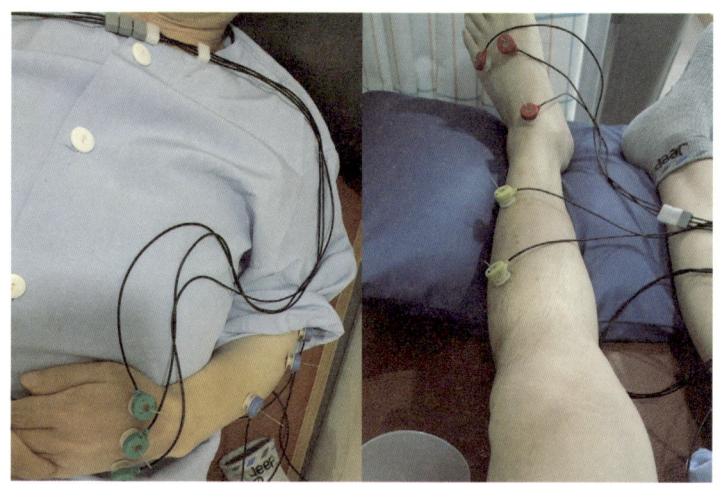

화타153을 부착한 상태의 환자 수배3혈, 외관, 수삼리, 곡지, 족배3부, 현종 족삼리, 풍시 자침.

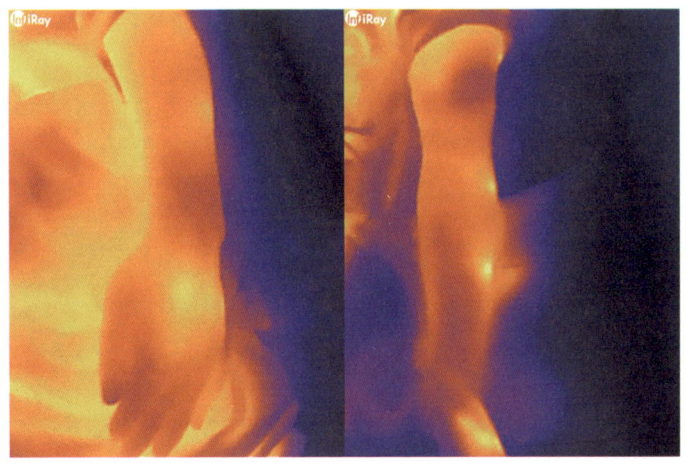

치료 후 DITI 사진상 체온이 상승된 부분이 보인다.

▶ 임상 케이스

뇌혈관질환이 아닌 척추손상으로 인한 환자의 족냉증 치료

1.5m 높이에서 추락하면서 요추부 추체골절로 인하여 척수손상으로 인해 양측 하지마비 환자의 경우 족냉증이 심하여 잠이 깸. 냉증 개선과 발목 힘이 강해졌지만, 발목 아래 저림증상은 개선 없음.

(화타153을 이용하여 족냉증, 말초순환장애, 하지부 마비로 인한 발목 관절 약화 등을 치료하는 경우에 냉증과 인대 강화는 효과가 뚜렷하지만, 저림증상 개선은 잘되지 않는 경향이 있습니다.)

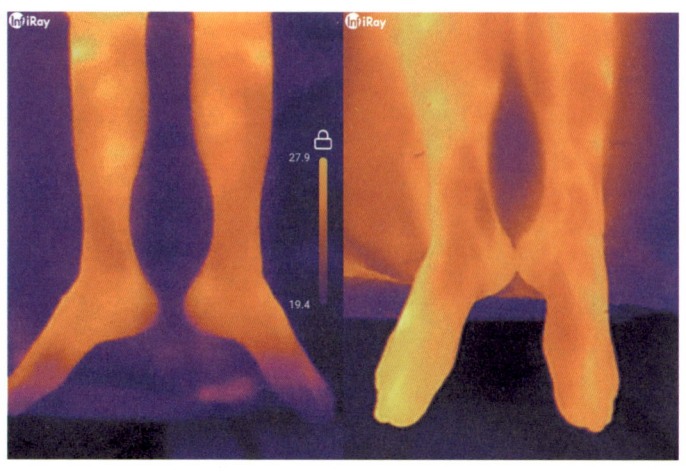

치료 전과 치료 후 사진.

(2) 뇌졸중 환자의 어깨질환: 견관절 아탈구

뇌졸중 환자의 어깨질환은 마비로 인한 운동 부족, 신경 위축 등으로 인해 동결견, 견봉하점액낭염, 견관절 아탈구, 견부 경련 등이 있는 것으로 알려져 있습니다. 그리고 상당수의 뇌졸중 환자는 편마비 부분의 어깨통증을 호소합니다.

① 견관절 아탈구

뇌졸중 환자에게 견관절 아탈구는 17%에서 64% 이를 정도로 흔하며, 대부분 뇌졸중 발병 후 3주 이내에 발생합니다. 이는 편마비 된 쪽의 어깨가 운동능력의 상실로 인해 약화하고, 이에 더하여 앉아 있거나 서있는 경우 중력으로 인해 하방 당김 증상이 일어나고, 그 결과 극상근을 위주로

한 회전근개 건과 삼각근 등의 이완으로 인해서 견봉과 상완골두의 사이가 만져질 만한 사이가 벌어지는 현상을 말합니다. 일반적으로 손가락 하나의 너비를 넘어서는 아탈구는 심각하다고 여겨집니다. 방치할 경우에는 근육, 인대, 건, 관절낭, 신경, 혈관 등에 2차적 손상을 주어 통증을 일으켜서 상지 회복을 더디게 할 수 있습니다. 이를 방지하기 위해서 어깨 테이핑, 슬링 같은 어깨 지지대를 사용하거나 TENS 같은 전기적 자극으로 악화를 방지합니다. 화타153을 이용한 온열침 자극도 인대 자극을 위한 하나의 중요한 대안이 될 수 있습니다. 저자는 이전에 견관절 탈구 진단을 받고 한 달에 2~3회 지속적인 견관절의 습관성 탈구로 힘들어하는 20대의 젊은 여성 환자를 PDRN 주사 치료 후 화타153 기기를 이용한 온열침 자극치료로 일주일에 한 번 총 5회 정도의 치료로 6개월 이상 한 번도 탈구되지 않은 치료 경험이 있었습니다. 이 경험을 살려서 중풍 환자의 견관절 아탈구에 적응해서 효과를 보았습니다. 화침과 온침의 재생 원리를 생각해 본다면 원리적으로 충분히 설득력이 있기에 이런 방식으로 인대나 건의 강화를 위해 다양한 분야에 적용이 가능하다고 여겨집니다. 습관성 발목염좌로 고생하는 환자들에게 인대 강화를 위하여 화침을 사용하는 원리를 동일하게 적용하는 방식이라고 생각하면 될 듯합니다. 한가지 더욱 중요한 점은 운동요법과 함께하는 복합 치료가 더 좋은 효과를 발휘할 수 있다는 것입니다. 주로 대흉근과 삼각근 그리고 회전근개를 강화하는 운동을 함께 하면 됩니다.

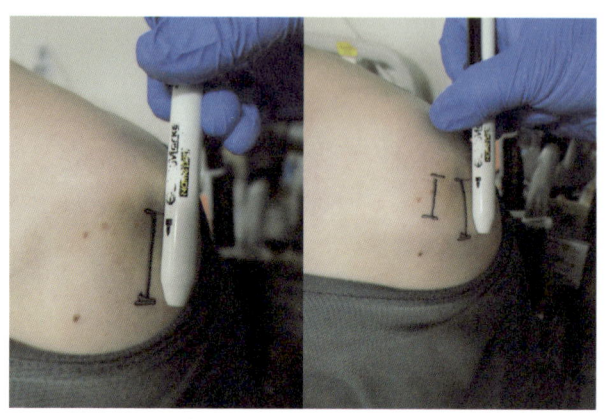

뇌경색 발병 5년 된 견관절 아탈구 환자의 치료 전후 모습, 치료 전후의 변화를 견봉하 간격으로 측정할 수 있다.

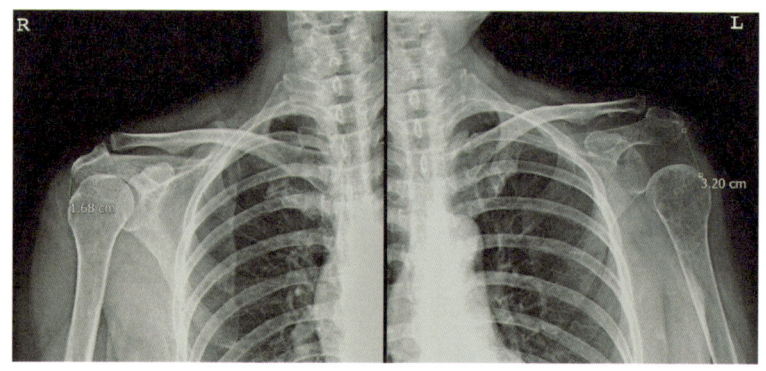

견봉에서 대결절까지의 거리가 2배 이상 차이가 나는 중풍 환자의 견관절 아탈구.

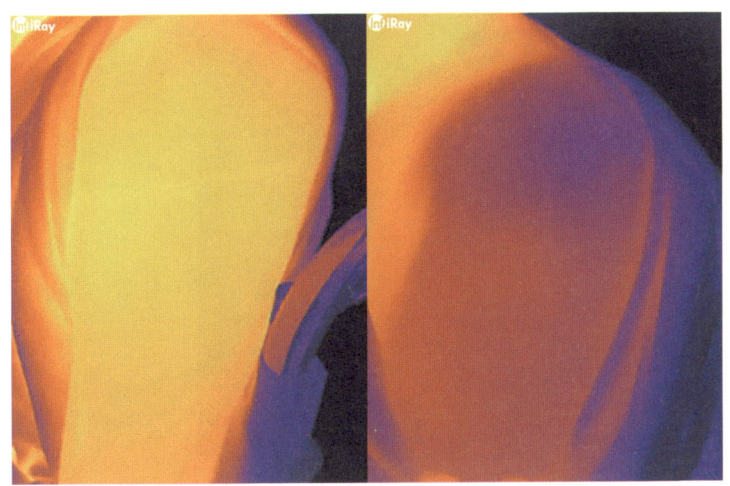

정상 환자의 견관절 체열 사진과 우측 아탈구된 견관절의 체열 진단 사진 비교.

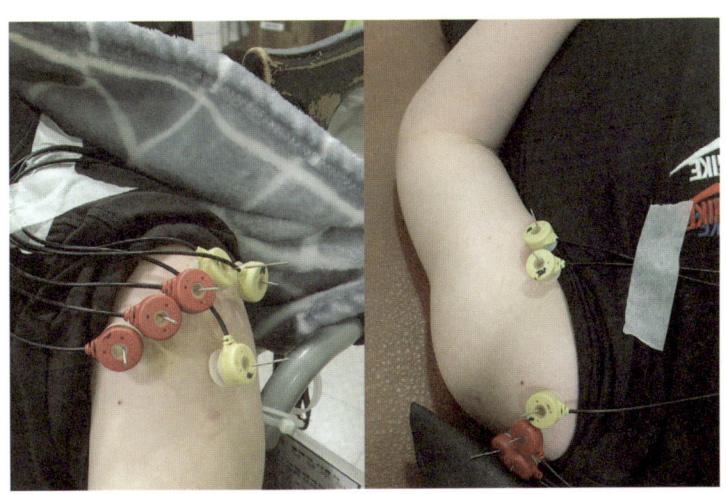

화타153의 자침 회전근개건, 삼각근 근섬유와 부착부, 대흉근의 상관골 부착부.

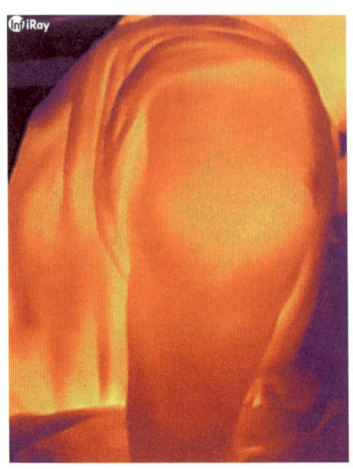

체열 진단기로 찍은 사진에서 견봉하 부분이 더 밝게 보인다.

② 뇌졸중 환자의 동결견

뇌졸중 이후 운동 제한으로 인해서 움직임이 제한되어 관절낭의 유착이 일어나는 것은 당연한 결과입니다. 심혈관질환, 파킨슨병, 갑상선기능항진증, 당뇨병, 중풍등 과 유착성 관절낭염의 동시 이환율이 높은 편입니다. 더군다나, 운동장애로 인하여 견관절 아탈구까지 결합한 경우 그 치료는 더욱 지난(至難)할 것입니다. 능동적 운동이 안되는 경우가 대부분이기에 수동적 운동으로 스트레칭해 주며 환자의 능동운동이 가능한 범위에서 최대한 손을 포함한 상지부 운동을 함께 하는 것이 필수적입니다. 침도, 약침, 자기장 온열침, 한약, 운동요법 등 다양한 치료법을 혼합한 복합 치료만이 치료율을 올릴 수 있습니다. 이 치료는 뇌졸중 환자뿐만 아니라 일반 동결견 환자도 마찬가지입니다. 효과의 지속성이라는 관점에서 일정한 횟수의 치료로 짧게는 3개월 길게는 6개월 이상 통증으로 인해 병원을 다시 찾지 않아도 될 상태를 만드는 것이 중요합니다. 뇌졸중이 아닌 일반 환자의 경우에도 동결견은 치료가 어렵지만, 중풍 환자의 경우 더욱 어렵습니다. 치료 후 증상이 개선되었다가 다시 나빠지는 속도가 훨씬 빠릅니다. 다른 치료에서도 마찬가지이지만, 다양한 물리적, 화학적 자극법들을 처음부터 무조건 시행하지 않고, 강도를 점진적으로 올리거나 내리면서 축차적으로 투입하는 것이 더 나은 치료법이라는 생각이 듭니다.

(3) 뇌졸중 환자의 배뇨곤란

뇌졸중으로 입원한 환자의 40~60%가 요실금(Urinary Incontinence) 증상을 가지며, 발병 후 1년이 지나서도 여전히 가지고 있는 경우도 있습니다. 뇌졸중 환자의 배뇨곤란(Bladder dysfunction)은 요실금뿐만 아니라 급박뇨, 소변빈삭, 야뇨증, 소변융폐 등 다양한 형태로 있을 수 있지만 요실금이 가장 흔한 형태입니다. 또한 뇌졸중 발생연령이 대체로 고령이기에 전립선비대증이나 당뇨병 같은 다른 기저질환으로 인해 배뇨에 문제가 있을 수 있으므로 이를 참고해야 합니다.

뇌졸중 환자의 경우 유치도뇨관(Foley catheter)을 사용하여 소변융폐(Urinary retention, Ischuria) 등에 대응할 수 있지만, 요로감염(Urinary Tract Infection), 방광근육경련(Bladder spasm), 요도 손상(Urethral trauma)등과 더불어 환자의 삶의 질의 하락에 큰 영향을 줄 수 있기에 적극적으로 치료할 필요가 있다고 여겨집니다. 중풍 후 배뇨곤란 환자들에 기해, 관원, 중극혈에 간접구료법을 시행하여 유치도뇨관 제거를 3일 더 빨리할 수 있었다는 연구도 있습니다. 화타153을 사용하여 자기장 온열침법을 시행하는 경우 곡골혈, 횡골혈을 추가하고 체표면 부위에 대한 간접구가 아닌 심부의 방광 근육에 대한 직접적 자극으로 치료율을 더 극대화할 수 있습니다.

요실금, 소변빈삭, 야간빈뇨, 소변융폐, 잔뇨감 등의 다양한 배뇨 이상 증상을 가진 일반환자들의 경우와 동일한 기본 혈자리를 사용하며 두부혈자리를 추가로 더 응용합니다. 백회(GV20)와 사신총(EX-HN1)혈을 추가하는 것은 배변 작용 자체가 두뇌와 밀접한 상관관계를 가지고 있기 때문입니다. 뇌의 특정 부위 예를 들어 전전두엽이나 기저핵이 손상 시 배뇨의 억제 기능이 떨어져서 요의를 인지하지 못하고 배출하게 됩니다.

중풍 환자들의 경우에 많은 경우에 있어서 요의 자체를 환자 본인이 느끼지 못하는 경우 (소변을 보고 싶다는 마음 그리고 소변이 나올 때의 느낌을 전혀 느끼지 못함) 가 많다는 점 그리고 예후가 더 좋지 않다는 점이 다른 점입니다.

배뇨곤란을 겪는 일반환자들에게 사용되는 케겔 운동과 같은 골반저근 운동법과 하루에 소변을 보는 시간을 정해놓고 참는 습관을 갖는 배뇨 훈련법 등을 함께 하며 치료 효과는 더욱 좋습니다.

기본 혈자리는 곡골(CV2), 중극(CV3), 관원(CV4), 석문(CV5), 기해(CV6), 횡골(KI11)을 사용합니다. 보통 60mm 전용 침을 거의 끝까지 자입하며 성기 끝까지 찌릿한 전기적 느낌을 주는 촉격술을 시행합니다. 곡골혈의 경우 치골결합부 (pubic symphysis) 바로 위로 직자하거나 하방을 향하여 자침합니다. 횡골혈의 경우 곡골혈에서 2cm 좌우 혈자리로 깊이 자침하며 약간 곡골혈 향하여 자침합니다. 자침 전에는 소변을 보아 방광을 비우고, 하복부 긴장이 있는 경우 무릎을 세워서 복부 긴장을 낮추어서 치료합니다.

추후에 치료가 잘 안되는 경우는 엎드린 자세로 중료(BL33), 하료(BL34)혈을 치료하며, 하복부 앞쪽 혈자리와 천골 부위 혈자리를 번갈아 가며 자침합니다.

중풍 환자의 배뇨곤란이나 소변빈삭 등도 일반환자보다는 더 어렵습니다.

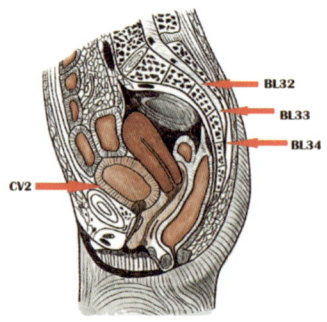

CV2 곡골, BL32 차료, BL33 중료, BL34 하료.

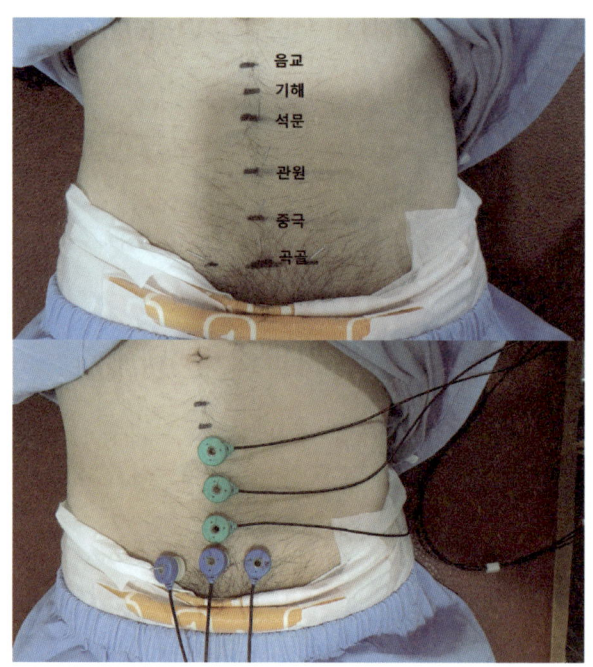

화타153으로 치료 중인 뇌경색 환자의 소변 실금 치료.

(4) 뇌혈관질환 두개 수술 후, 수술 부위 통증(Post cranitomy headache)

외상으로 인한 뇌 손상, 뇌종양, 뇌동맥류, 기타 뇌혈관질환을 치료하기 위한 수술요법인 개두술(craniotomy, cranioplasty) 후에 봉합을 진행하고 나서 두통은 흔하게 발생합니다. 60~90%의 환자가 개두술 후 통증을 호소하며, 30%의 환자는 만성두통에 시달리어 삶의 질에 큰 영향을 받습니다.

무균성 수막염이나 두개내저혈압 등으로 인한 두통과 감별이 필요하며, 신경 손상, 신경종 형성, 흉터 부위의 신경 포착과 유착 등이 원인으로 여겨집니다.

수술 후 통증에는 냉찜질하거나, NSAID, 마약성진통제의 주사나 복용 등으로 치료하고 있습니다. 하지만, 두통의 치료를 위해 약물 사용을 최소화하는 데 있어서 침이나 침도 치료는 효과가 있으며, 저자의 임상경험으로는 척추 수술 부위나 무릎, 발목관절 수술 부위에서 치료하듯이 수술 후 흉터 유착 부위를 침도로 절개해 주고도 남아있는 무균성 염증 부위를 사기장 온열침으로 치료하면 치료의 완성도를 더 올릴 수 있습니다.

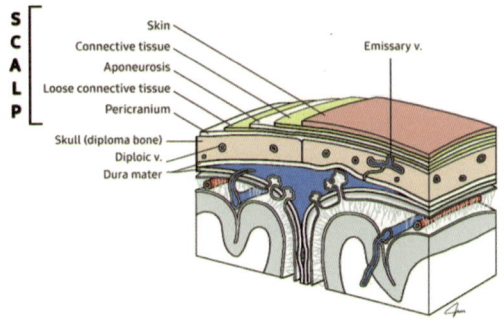

SCALP

Skin – Connective tissue– Aponeurosis – Loose connective tissue – Periosteum(Periocranium)

골막까지 넣어서 자침하는 경우에 두 개골의 안과 밖을 연결하는 emissary vein 의 출혈이 나올 수 있지만, 강하게 압박하면 큰 문제는 없습니다. 다만, 자침시 직자할 경우 parietal foramina 를 뚫고 안으로 진입할 수 았으므로 조심해야 합니다. 따라서 대부분 횡자로 자침합니다.

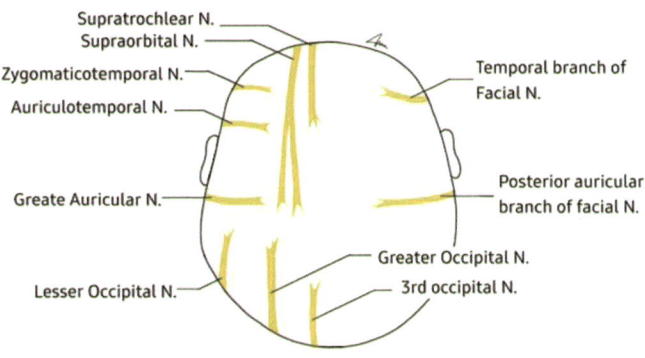

SCALP 신경분포도.

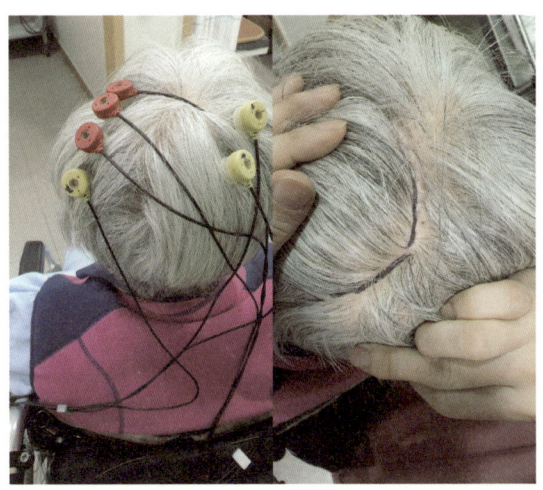

수술 후 2년이 지났음에도 두피 부분과 더불어 두부 전체적으로 통증 있는 개두술 환자의 수술 흔적과 화타153 시술 장면.

제4장

통증/재생 클리닉

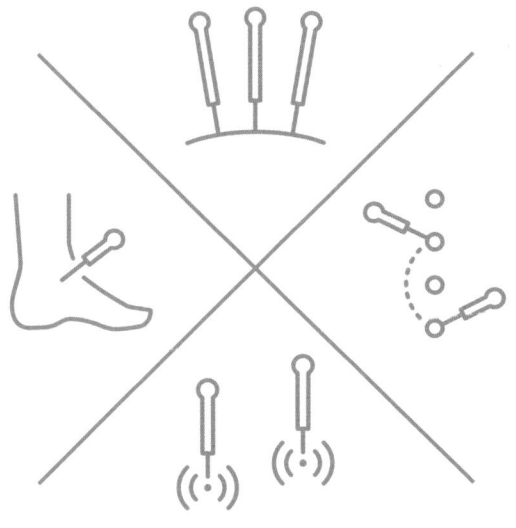

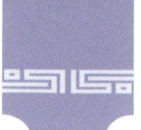

1. 두경부질환

두경부는 단순히 흔한 통증 부위일 뿐만 아니라 뇌 신경계가 몸과 연결되는 첫 번째 관문으로 brain-body connection 관점에서도 중요합니다.

경흉부를 자침하기 전에 해부학 구조를 정확하게 알고 경흉추부의 표면해부학 surface anatomy를 잘 알아두는 게 좋습니다.

표면해부학을 토대로 주요 재생 치료 포인트들을 잘 살피고 압진 시 압통 (tenderness)가 있는 곳을 의료용 마커로 표시 후 쭉 자침하는 것을 원칙으로 합니다.

압진 시 tenderness가 있으면 pathology이고, 아프지 않으면 normal로 봅니다.

그러나 척추에서는 압통점이 있는 곳만 아니라 상지, 하지 혹은 다른 부위의 reffered pain의 양상이 많으므로 통증 부위를 보고 해당 척추분절에 치료해야 할 때도 있습니다.

경추부의 재생 치료 포인트 중 몇 개는 심부에 있으므로 먼저 표면 해부학을 토대로 가상선을 그린 후 심부에 있을 구조물 위치를 예상한 후 bone touch를 하여 안전한 자침을 하는 것이 중요합니다.

bone touch는 뼈 구조물에 자침한 침을 안착시키는 것으로 기흉, 다른 구조물로 침이 이동할 확률이 적게 하므로 안전합니다.

재생침 치료 관점에서 두경추부에서 잘 알아야 해부학 포인트는
1) Lamina: 척추 안정성을 만들어주는 다열근이 붙는 곳
2) Facet joint (FJ): 척추 안정성을 만들어주는 후관절
3) Interspinous ligament: 척추 안정성을 만들어주는 극간인대
4) Sup. nuchal line: trapezius의 부착점
5) Inf. nuchal line: rectus capitis posterior의 부착점
6) 4, 5, 6 C-spine transverse process(TP): 견배통과 목디스크에 자주 쓰이는 ant & mid scalene, levator scapulae의 부착점
7) mastoid process: scm의 부착점

이 가장 많이 쓰이므로 꼭 알아둬야 합니다.

....

1) 두통

▶ 임상 케이스

생리 때만 되면 편두통이 심해져서 온갖 약을 다 먹다가 내원한 20대 여자 환자가 있었습니다.

보통 Splenius Capitis, Greater Occipital Nerve, Lesser

Occipital Nerve, Third Occipital Nerve 등을 치료하면 대부분 금방 낫는데 의외로 nuchal line 치료와 경추 치료에도 불구하고 30% 정도는 해결이 되지 않았습니다. 오히려 측두근 치료 시에는 아주 약한 자극을 했음에도 더 증상이 심해지기도 했었습니다.

구토 증상과 눈물까지 흘리는지라, 트립탄을 상시복용하면서 치료도 잘되지 않았는데, 온열침 치료를 통해 상부 흉추와 중부 흉추 FJ, interpsinous lig.를 치료하자 속이 편해지면서 좋아진 사례가 있었습니다. 이후 10회 정도 치료한 후 완료했습니다. 두통이라고 해서 항상 머리만 보는 것은 나무만 보고 숲을 못 보는 걸 수도 있다는 것을 배운 좋은 경험이었습니다.

(1) 정의

두통 중에서는 긴장성 두통(G44.2, 긴장형 두통)이 가장 흔합니다.

긴장성 두통은 지속적인 근수축으로 인해 발생하며, 신경과 혈액순환에도 영향을 줍니다. 보통 머리 전체가 조이거나 짓누르는 느낌이 들며, 두피에 뭔가 닿거나 주위가 시끄럽거나 밝으면 더 심해지기도 합니다. 병력 청취 시 긴장이나 과로, 스트레스 요소가 많은 편이며, 박동성은 없는 경우가 많습니다.

두통의 기간은 수 시간~수일이며, 불규칙적으로 나타납니다. 빈도는 가끔 발생하는 것부터 매일 발생하는 것까지 사람마다 다양합니다. 오심과 구토, 전신증상은 대부분 없습니다.

(2) 진단 및 감별

긴장성 두통의 진단에서 가장 중요한 정보는 임상 양상입니다. 임상 양상은 발생 위치, 빈도와 강도, 지속시간, 박동성 여부, 동반 증상, 완화 및 악화 요인 등이 포함되는데, 특히 만성 긴장성 두통과 같이 발생일이 빈번한 경우 월별 발생 양상을 정확히 파악하는 것이 중요합니다.

따라서 환자에게 면밀한 문진을 통해 병력을 청취해야 하며, 때로는 두통 일기(headache diary)를 사용하면 증상의 파악과 감별진단에 필요한 요소를 파악할 수 있습니다.

그러므로 자세하고 충분한 병력 청취와 임상적 진찰 소견을 바탕으로 여러 두통에 적합한 진단을 내리는 것이 중요합니다.

특히 두통 일기의 사용은 서양 의학적인 두통의 분류뿐 아니라, 한의학적 변증 진단을 위해 포괄적으로 사용될 수 있습니다.

또한 임상 한의사는 서면 방식의 일기 또는 대면 방식의 문진 과정에서 악화 요인을 풍한서습 조화 등으로 나눠 변증에 활용할 수 있습니다.

특정 질환으로 인한 이차성 두통(secondary headache)의 감별진단을 위해서는 의심 질환을 기준으로 신경학적 검사와 임상병리 검사를 시행할 수 있으며, 추가적으로 전산화 단층 촬영, 자기공명영상 검사, 혈관조영술, 뇌혈류 초음파 검사, 부비동 및 경추 방사선 촬영, 뇌척수액 검사, 뇌파 검사 등을 활용할 수 있습니다. 그러나 영상학적 진단이 긴장성 두통의 진단에 있어 필수적인 검사는 아니며, 따라서 질환이 의심될 경우 감별진단 목적으로 한정적인 수행을 진행합니다.

긴장성 두통은 다음과 같은 질환과 감별합니다.

① 편두통(migraine)

편두통은 가역적인 신경학적 증상들을 동반하고 중등도 혹은 심한 두통 발작을 보이는 질환입니다.

무조짐 편두통은 4~72시간 지속되는 빈번한 두통 발작이 특징이며, 대개 혈관성이기 때문에 박동성 통증이며 신체 활동에 의해 악화됩니다.

편두통은 흔히 통증 발생 수 시간이나 수일 전의 피곤함, 집중력의 저하, 목이 뻣뻣함 등의 전구증상을 나 타낼 수 있습니다.

조짐 편두통은 두통 발작 전에 점진적으로 나타나 60분 이내에 사라지는 가역적인 국소 신경 증상인 조짐(aura)을 동반하는 편두통으로, 조짐은 시각, 감각, 언어장애의 양상으로 나타납니다.

긴장성 두통과 편두통을 감별하는 기준으로는 전통적으로 통증의 질, 통증의 강도, 통증의 양측성 유무 그리고 일상 생활에서 통증의 증가 여부 등의 4가지 기준을 사용하는데, 긴장성 두통은 편두통에 비해서 통증의 질은 둔통이고, 통증의 강도는 경도의 통증이며, 상대적으로 양측성으로 나타나고, 일상생활에 의해서 통증이 증가하지 않는 경향이 있습니다.

또한, 편두통과 어지럼증 발작(vertigo attack)이 병발하는 편두통성 어지럼증(migraine associated vertigo)은 두통과 현훈이 함께 나타날 수 있다는 점에서 특징적인 구별점입니다. 임상적으로 다른 질환으로 설명되지 않는 수 분에서 수 시간 동안 지속되는 반복적인 어지럼증이 나타나므로, 두통과 현훈이 동반되는 환자에서 주의 깊게 살펴야 합니다.

② 군발성 두통(cluster headache)

군발 두통은 주로 안와, 안와 위, 관자놀이 주변에 편측성으로 심한 통증을 동반하며 15~180분간 지속됩니다. 통증과 같은 쪽의 결막출혈, 눈물, 고막힘, 콧물, 눈꺼풀 부종, 이마와 얼굴의 땀, 동공수축, 눈꺼풀 처짐 등의 증상과 안절부절못하는 증상이 동반되기도 합니다.

③ 약물 과용 두통(Medication Overuse Headache, MOH)

약물 과용 두통은 흔히 편두통이나 긴장형 두통에 수반합니다. 편두통 소인을 가진 사람들이 특히 약물 과용 두통에 취약한 반면, 군발 두통 환자에게서는 드뭅니다.

모든 급성기 두통의 증상 완화 약물들이 약물 과용 두통과 관련되어 있습니다. 약물 과용 두통은 두통을 겪기 쉬운 사람이 두통 이외의 적응증으로 두통의 급성기 치료제에 해당하는 약물들을 복용하는 경우에도 발생할 수 있습니다.

기전은 잘 알려지지 않았지만 중추신경계 통증 처리 경로의 변화가 관련되어 있을 수 있으며, 원발 두통과 동반된 약물 과용 두통의 경우, 약물 복용력에 대한 정보 없이는 진단이 어려울 수 있습니다.

원발 두통의 기왕력이 있는 경우, 과용 약물 치료를 중단한 지 1개월 이내에 이전의 두통 양상으로 돌아갑니다.

(3) 치료 포인트

기본적으로 다음 3가지 치료점이 가장 다용됩니다.

① Superior nuchal line
② GON (Greater Occipital Nerve)
③ Sp C (Splenius Capitis)
④ Inferior nuchal line: rectus capitis posterior의 부착점

① Superior nuchal line: 상부승모근의 부착점

우선 경추부 후면 주요 부위의 체표 해부학을 먼저 아는 것이 좋습니다.

침을 놓을 때는 환자가 엎드리는 것이 좋습니다. 가슴 부분에 베개를 받치면 경추가 자연스럽게 flexion 돼서 촉지와

자침이 편해집니다.

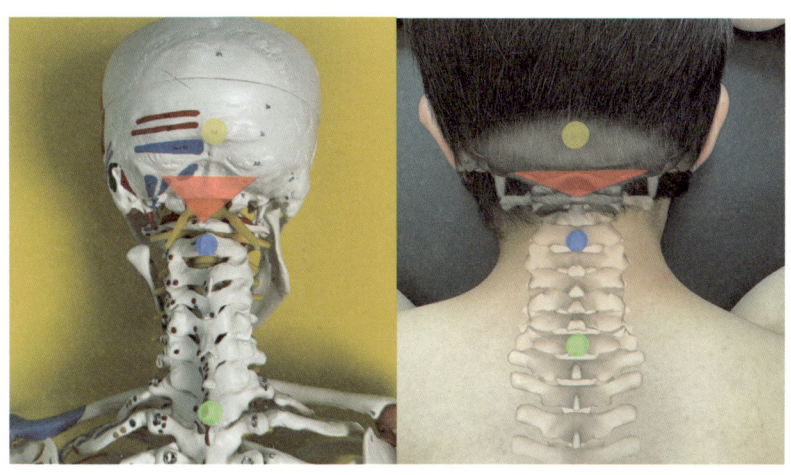

occiput의 후면 중앙을 촉지했을 때 가장 튀어나온 부분이 바로 external occipital protuberance (노란색 동그라미)입니다. 여기서 살짝 내려가면 제일 먼저 닿는 뼈가 바로 c2의 SP(파란색 동그라미)입니다. 이하 쭉 독맥 라인으로 내려가면 C7의 SP(초록색 동그라미)와 T1의 SP가 있습니다.

이 C7, T1의 극돌기는 환자에게 경추를 회전시켜 보라고 하여 덜 움직이는 것이 T1 SP로 구분할 수 있습니다.

C2~C7 사이의 SP 들은 후면부에서 촉지가 어려우므로 옆면에서 들어가 하나씩 가장자리 쪽에서 안쪽으로 밀어서 내가 만지는 척추가 몇 번인지 아는 leveling을 할 수 있습니다.

경추부 통증을 일으키는 다양한 근육들은 occiput에도 붙습니다.

OCP 라인이 바로 superior nuchal line으로 이 부분은 upper trapezius가 붙는 부위입니다.

OCP에는 nuchal lig.가 붙고 그 옆으로는 upper trapezius가 부착하므로

OCP를 기준으로 좌우 한 개씩 침을 놓으면 nuchal lig, trapezius에 대한 기본적 재생침 치료가 됩니다.

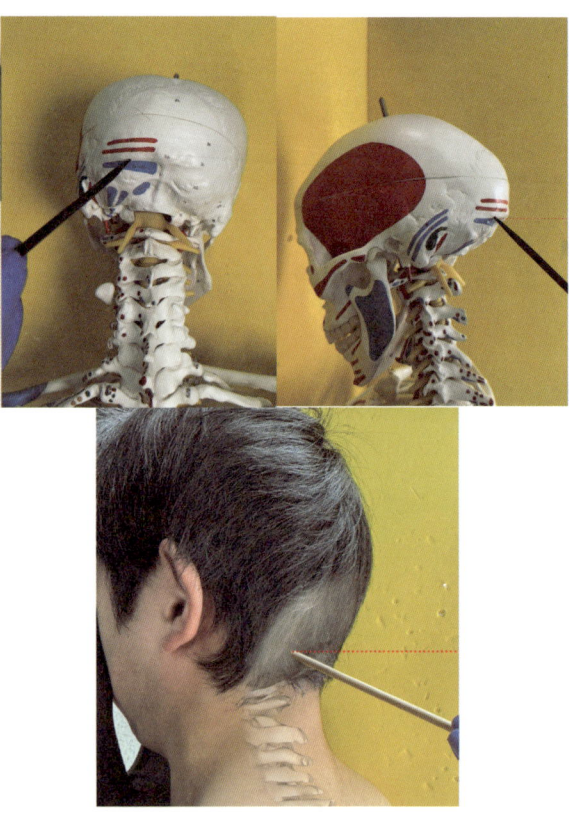

OCP와 sup nuchla line을 치료할 때는 침을 두 방, 상사 방향 30도 정도로 해야 주요 척수나 위험물을 피해서 진입할 수 있습니다.

② GON(Greater Occipital Nerve, 대후두신경)

완고한 두통에 다용합니다.

Superior nuchal line을 3등분한 후, medial 1/3과 중앙 1/3이 만나는 지점을 point로 삼습니다.

여기가 바로 GON이 지나가는 지점이 되므로 두통이 심하면 이 부위도 치료합니다.

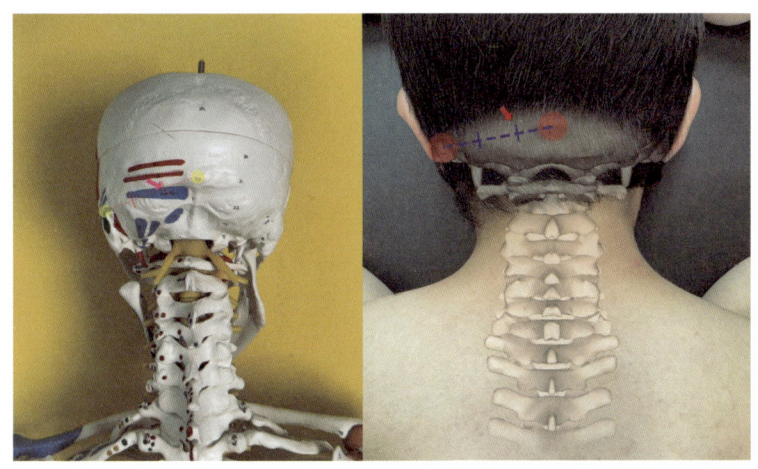

③ Sp C(Splenius Capitis, 두판상근)

두판상근도 정수리형 두통을 많이 일으키며, occiput과 경추를 연결하는 부위로 두부회전, 두개골 및 경추 균형 유지, 좌우 측굴 기능을 하는 근육입니다.

두판상근의 문제는 정수리형 두통 외에도 뿌연 시야, 경추 통증을 일으킵니다.

OCP와 mastoid process를 이은 선의 외측 1/3점을 Sp C의 치료점으로 많이 씁니다.

mastoid process 방향으로 3개를 자침하면 Sp C에 대한 재생침 치료가 됩니다.

또한 C7 극돌기 외측으로 위아래 2곳을 더 자침하면 더욱 효과가 높아집니다.

④ Inferior nuchal line

Inf. nuchal line은 rectus capitis posterior 부착점입니다. OCP에서 독맥 라인으로 1fb 아래로 내려와 mastoid process를 잇는 선을 그어 가상의 평행선인 inferior nuchal line을 그립니다.

Inf. nuchal line 의 독맥 라인에서 1fb(finger breadth) 좌우가 바로 rectus capitis posterior의 insertion으로 좋은 치료점입니다.

발에서 두 방으로 상사방 45도로 진입해서 foramen magnum으로 오입 되지 않도록 안전하게 자침해야 합니다.

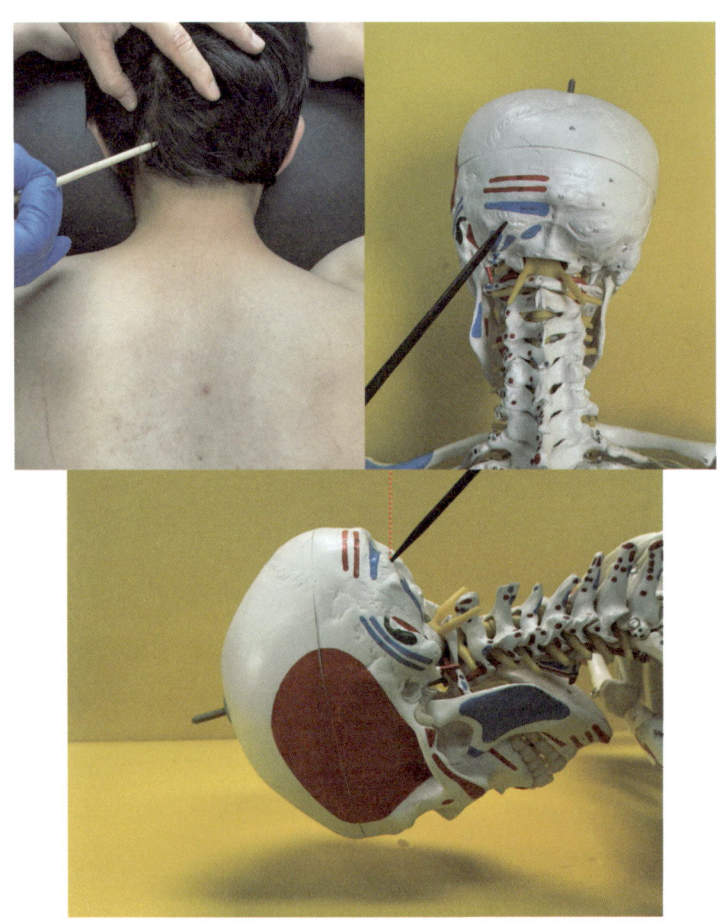

제4장 통증/재생 클리닉 · 73

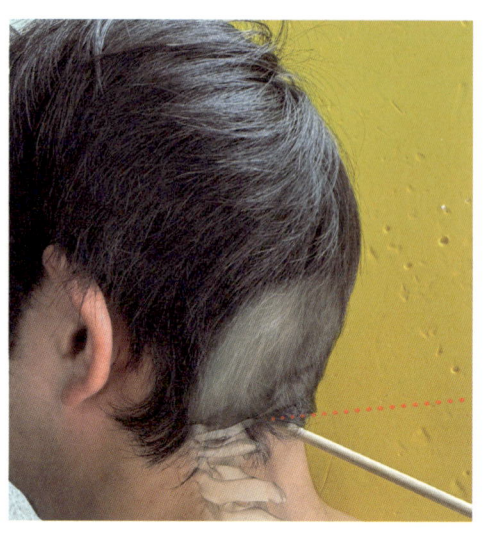

⑤ 만일 두통 외에 소화불량, 흉민, 심계 등이 있다면 자율신경을 안정시키기 위해 T2~8 정도의 극돌기 압통점과 facet joint에도 치료를 추가합니다(『온열침 치료 매뉴얼』1권 참고).

(4) 한약 처방

① 천궁차조산: 허실과 관계없이 감기 등의 초기에 나타나는 두통이나 특발성 두통에 사용합니다.

② 갈근탕: 위장이 튼튼하고 비교적 체력이 있고 땀이 없고, 항강 증상이 두드러진 경우에 좋습니다.

③ 시호계지탕: 식욕 부진이나 복통 등의 소화기 증상을 동반,

상복부에서 계늑부에 걸쳐 저항감과 압통 (흉협고만)이 있는 경우에 좋습니다.

④ 오수유탕: 목·어깨결림, 하지 냉감, 구토, 심하부고만창 하는 경우에 좋습니다.

⑤ 조등산: 중년 이후의 만성 두통, 어깨 결림을 따라 고혈압이나 동맥 경화의 경향이 있는 경우에 좋습니다.

⑥ 오령산: 갈증, 소변량 감소를 수반하거나, 음주 다음 날 얼굴의 부종이나 두통·두중감이 나타나거나, 저기압이나 비 오기 전날 두통이 생기면 좋습니다.

⑦ 계지인삼탕: 상대적으로 허증과 냉증이며, 식욕 부진, 위부 정체감, 설사 등의 위장 증상을 동반하는 경우에 좋습니다.

⑧ 당귀작약산: 생리주기에 따른 두통에 사용하며, 냉증이며, 월경통이나 월경 불순 등의 생리 관련 증상 외에도 현기증이나 부종 등 수독에 따른 증상이 있는 경우에 좋습니다.

⑨ 청상견통탕: 상대적으로 실열증이며 박동성이 있을 수 있으며 얼굴이 붉거나 열감이 있을 수 있습니다.

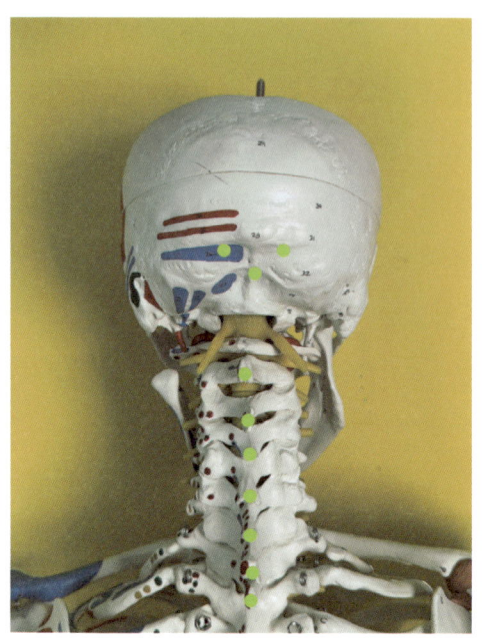

두통 현훈 치료 혈위

2) 어지럼증

▶ 임상 케이스

어지럼증으로 온갖 병원을 다 돌다가 다닌 20대 남성 환자가 있었습니다.

발을 디딜 때만 머리가 어지러우며 특히 우측 발이 닿을 때만 어지럽다고 하는 특이한 사례의 환자였습니다.

경추 FJ, Interspinosus lig, sup& inf nuchal line 등을 온열침 치료하니 어지럼증이 70% 정도는 해소되고 머리가 가볍다고 했으나

다 낫지는 않았고 우측 발이 닿을 때 다시 어지럽다고 했습니다.

이에 slump test 등 척추 가동성을 평가하자 골반과 천골에서 가동 저하가 있어 이 부분에서 경막 자극 등으로 어지럼증이 일어나는 것인가 생각하여 하부 요추와 천장관절들에 온열침 치료를 시행하자 장이 보글거리면서 편해진다고 하더니 좋아졌던 케이스가 있습니다.

보통 빈용 처방이나 혈위는 효과와 효율성이 좋으나, 안 나을 때는 전체적인 구조를 파악하는 게 좋다는 교훈을 얻은 케이스였습니다.

(1) 정의

어지럼증(dizziness)이란 어찔어찔한 느낌, 졸도, 회전하는 듯한 느낌 등을 느껴 똑바로 걷기 어려운 평형장애 증상으로, 두통, 흐릿해진 시야 등의 증상이 동반되기도 합니다.

한의학적으로는 현훈(眩暈), 두현(頭眩), 현모(眩冒), 현운(眩運) 등으로 말합니다.

심한 경우 이명, 청력 저하, 오심, 구토, 한출(汗出), 기절 등의 증상을 동반합니다.

(2) 진단 및 감별

환자가 표현하는 어지럼증은 매우 다양하지만 발현 양상 및 유발 원인에 따라 회전성 어지럼증(vertigo), 균형장애(disequilibrium), 실신성 어지럼증(presyncope), 심인성 어지럼증(lightheadedness), 기타 어지럼증의 다섯 가지 유형으로 분류할 수 있습니다.

① 회전성 어지럼증(vertigo)은 본인이나 주위가 도는 느낌을 의미하며, 말초성 및 중추성 전정 질환 모두에서 발생하며, 두위 혹은 체위의 변경에 따라 유발 혹은 심화합니다.

② 균형장애(disequilibrium)는 안정 시에는 특별히 이상이 없으나, 서 있거나 보행 시 중심을 잡지 못하고 비틀거리는 것으로 전정 척수반사, 고유 수용체 감각, 소뇌 혹은 전두엽이나 기저핵 등 운동 조절을 담당하는 부위에 이상이 있을 때 나타날 수 있으며 말초신경병증(peripheral neuropathy) 또는 파킨슨병(parkinson disease) 등에서 나타날 수 있습니다.

③ 실신성 어지럼증(presyncope)은 의식을 잃을 것 같은 느낌, 아득한 느낌을 동반하는 어지럼증입니다. 뇌 혈류가 부족하거나 혈당이 저하될 때 주로 발생하며, 부정맥, 울혈성 심부전, 혈관성 미주신경 발작 등에 의한 심박출량의 감소 등에서도 관찰될 수 있습니다.

④ 심인성 어지럼증(lightheadedness)이란 몸이 떠다니는 듯하

고 흔들리는 듯하며 머리 안이 도는 느낌, 몸에서 분리되는 느낌 등이 뒤섞인 증상이며. 공황장애, 불안장애, 우울증, 신체형 장애, 외상 후 증후군 등에서 주로 나타납니다.

⑤ 기타 어지럼증

현훈은 주로 전정계의 이상에 의해 유발되는 경우가 많으며, 전정계의 원인 질환은 다시 말초성과 중추성으로 분류할 수 있습니다. 자세 변동 때문에 증상이 악화하여 움직임을 회피하거나, 자세의 불안정성을 호소하는 경우 전정계 원인 질환으로 유발된 어지럼증일 가능성이 높으며, 대부분 구역, 구토가 동반되고 자세 불안정성, 이명, 난청, 기타 신경학적 증상이 동반될 수 있습니다. 비전정계 원인으로 유발된 어지럼증으로는 경추성 어지럼증, 심장성(순환 장애) 어지럼증, 심인성 어지럼증, 부인과 질환으로 인한 어지럼증, 기타 질환에 의한 어지럼증 등을 꼽을 수 있습니다.

어지럼증의 원인 질환에 따라 어지럼증의 성질, 발작 양상 및 경과, 동반 증상 등이 다를 수 있으므로 꼼꼼한 병력 청취와 과거력 검토 등을 통하여 병의 원인 질환 및 병소를 일차적으로 추정하는 것이 좋습니다. 또한 어지럼증 및 평형장애의 원인 질환 확진을 위해 각종 평형기능검사, 신경학적 검사, 전신검사, CT, MRI 등의 방사선검사 등 체계적이고 유기적인 검사를 시행합니다.

전정계의 이상으로 인한 어지럼증 환자에게서는 안진이 동반되는 경우가 많은데, 안진의 특징이 병인을 구별하는 데 도움이 됩니다.

안진을 검사할 때는 안진의 방향, 정도, 주시 방향에 따른 변화를 자세히 관찰해야 합니다.

ⓐ 말초성 안진은 대체로 회선성-수평 방향 복합성 안진으로, 안구가 빠르게 향하는 방향 쪽으로 시선을 둘 때 안진의 빈도 및 강도가 증가하고, 반대 방향을 주시할 때는 약해지는 경향을 보입니다. 이때 안진의 방향은 유지됩니다(Alexander 법칙).

ⓑ 중추성 안진은 다양하게 나타날 수 있으나 순수한 수직 안진 혹은 회선 방향의 안진이 관찰되는 경우, 안진의 방향이 불규칙할 경우, 시선에 따라 안진의 방향이 바뀌는 경우 등에서 의심할 수 있습니다.

전정계어지러움	
말초성 어지러움	중추성 어지러움
• 회전성, 난청·이명 동반 • 체위에 따라 어지럼증 변동 • 안진 양상: 수평, 회선, 시선 고정 시 안진 감소, 지속시간 수분~수주	• 비회전성도 많다 • 난청·이명 없다 • 뇌신경 증상 동반 • 체위·두위에 따라 변동 없다 • 의식장애 수반 가능 • 안진 양상: 순수한 수직, 수평, 회선, 시선 공정 시에 안진 유지 혹은 심화 • 지속시간 수주~수개월

중추 전정계 질환으로 인한 어지럼증은 운동실조 및 자세 불안이 상대적으로 심하여 서있지 못하거나 한 발도 뗄 수 없을 때가 많으며, 체위 변경과 어지럼증의 강도 사이에 큰 연관성이 없으며, 뇌신경학적인 증상, 중추성 안진 등이 있어 구별됩니다.

어지럼증 환자에서 중추성 질환이 보다 의심되어 즉시 영상의학적 검사를 시행하여야 하는 경우는 다음과 같습니다.

난청, 소뇌 증상, 뇌졸중 의심, 경항부 통증, 심각한 두통, 보행 불가.

(3) 치료 포인트
    ① superior nuchal line - 상기 기술
    ② SpC - 상기 기술
    ③ inferior nuchal line - 상기 기술
    ④ SCM

대부분 혈위가 두통과 동일하게 치료합니다. 어지럼증에는 SCM 재생 치료를 더하는 경우가 많습니다.

④ SCM
    External occipital protuberaunce에서 외측으로 이동하면 귀의 뒷부분에서 만져지는 큰 돌출물이 바로 masotid process입니다.
    위에서 언급했듯이 mastoid process와 OCP를 연결한 것이 superior nuchal line입니다.
    superior nuchal line 1fb 아래가 바로 inferior nuchal line입니다.

    mastoid process는 아래로 길게 뻗어있어 침은 mastoid process와 occiput의 경계인 ⓐ om suture
    (occipitalmastoid suture)

ⓑ mastoid 끝 첨단 상사방 그리고 ⓒ 그 둘의 중간 점을 찾아 3개를 놓습니다.

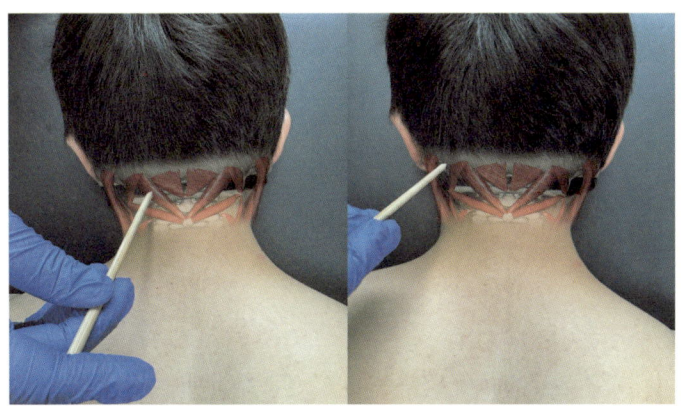

참고

경추 주변의 고유수용성 감각 수용기(proprioceptors)는 신체의 자세와 균형 유지에 중요한 역할을 하며, 이들의 기능 이상은 어지럼증과 밀접한 관련이 있습니다.

수용기	위치	기능
근방추 (Muscle Spindle)	경추 주변 심부 근육 (예: 소후두직근, 다열근)	근육 신장 감지, 신전반사 유도, 근육 길이 변화 모니터링
골지건기관 (Golgi Tendon Organ)	경추 근육의 힘줄 부위 (근육과 힘줄의 연결 부위)	근육 장력 변화 감지, 과도한 근육 수축 방지, 긴장도 조절
관절 수용기	경추의 관절낭과 인대 (특히 경추 후 관절 및 추간관절 주변)	관절의 움직임 및 위치 변화 감지, 자세와 균형 유지
피부 수용기	경추 주변 피부	피부의 신장과 압력 감지, 고유수용성 감각 정보 제공

고유수용성 감각과 어지럼증의 관계

고유수용성 감각은 근육, 관절, 인대 등에 분포된 수용기를 통해 신체의 위치와 움직임을 감지하여 중추신경계에 전달합니다. 이를 통해 신체 균형과 자세 조절이 가능하며, 특히 경추 부위의 고유수용기는 머리와 목의 위치 정보를 제공하여 시각 및 전정 기관과 함께 균형 유지에 기여합니다.

경추의 구조적 이상이나 근육 긴장, 인대 손상 등으로 인해 고유수용성 감각 수용기가 오작동하면, 중추신경계로 전달되는 자세 정보에 혼란이 생깁니다. 이로 인해 전정 기관과 시각 정보와의 불일치가 발생하여 어지럼증이 유발될 수 있습니다.

일부 연구에서는 경추 주변 조직의 긴장이나 경직이 고유수용성 감각 수용기의 기능 이상을 초래하고, 이로 인해 전정 신경핵이나 전정 대뇌 피질에 잘못된 신호가 전달되어 어지럼증이 발생한다고 보고하고 있습니다.

또한, 경추의 불안정성이나 자세 불량으로 인한 고유수용성 감각 정보의 왜곡이 전정 기관과의 상호작용에 부정적 영향을 미쳐 어지럼증을 유발할 수 있다는 관찰도 있습니다.

따라서 상기 치료 포인트들은 이런 관점에서도 치료의의가 있습니다.

특히, 후두하근 중 하두사근(Obliquus Capitis Inferior OCI)은 높은 밀도의 근방추와 골지힘줄기관을 가지고 있어 고유수용성 감각의 중요한 역할을 하고 있습니다.

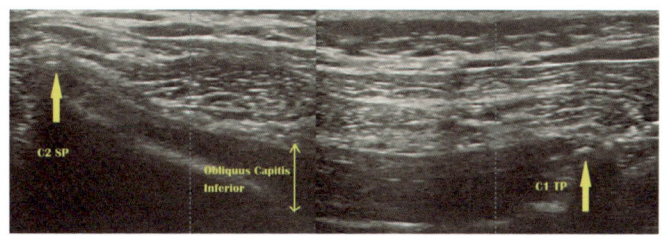

경추 2번 극돌기에서 경추 1번 횡돌기까지 이어지는 하두사근 OCI (Obliquus Capitis Inferior Muscle) 초음파로 연결한 사진.

(4) 한약 처방

① 오령산: 구건, 소변량 감소, 소변불리가 있는 어지럼증에 사용합니다. 일반적으로 두통, 구토, 복통, 설사, 현기증, 부종 등을 동반합니다. 복진 시 심와부 진수음이 있는 경우가 많고 체질에 상관없이 다용합니다.

② 저령낭: 배뇨 통증, 배뇨 불편 등을 수반하는 어지럼증에 좋습니다.

③ 팔미지황원: 주로 중·노년의 갈증, 빈뇨, 다뇨, 배뇨 통증, 야간 소변 등의 배뇨 이상, 피로, 요부의 오한과 통증 등이 같이 있는 어지럼증에 좋습니다.

④ 오수유탕: 사지 냉감, 강한 두통과 그에 따른 구토가 나타나는 어지럼증에 좋습니다.

⑤ 반하백출천마탕: 사지 냉감, 두통, 두중 등이 있으며, 피로감이 강하고, 식욕 부진, 소화기 증상을 동반하는 어지럼증에 좋습니다.

⑥ 영계출감탕: 두통, 현기증, 어지러움을 호소하며 갈증이나 구토가 심하지 않은 경우에 사용합니다.

⑦ 이진탕: 어지러움, 구토, 메스꺼움, 두근거림이 있는 경우에 사용합니다.

....

3) 경추통

▶ 임상 케이스

50대 남성, 얼굴이 빨간 상열이 뜬 항강통 환자였습니다.

흔히 한국 중·노년들이 경추가 많이 퇴행 되어있어 보통 침도 치료하면 좋아지는 경우가 많습니다.

이에 늘 하던 대로 이상 분절, 가동성이 저하된 분절에 Facet Joint, 다열근, 극간인대를 치료한 후 거의 다 나았을 거로 생각했는데 거의 호전이 없었습니다.

그래서 경추 가동검사를 점검하자, 굴신 제한, 스펄링 테스트에는 제한이 없으나 측굴 제한이 좌우가 모두 심각하게 있었습니다.

이에 측경부과 견갑골을 이어주는 trapezius, levator scapulae 등을 치료하자 호전되었던 환자가 있었습니다.

항상 강조하는 것이지만, 자침의 테크닉도 중요하지만 어디에 자침할지를 진단하는 것이 매우 중요합니다.

단순히 영상 검사에서만 나온 것만 치료한다고 다 나았다면 한의원에 오는 환자들은 별로 없었을 겁니다.

한의원에 내원하는 환자들의 통증이 실제로 어디서 발생하는지 잘 살펴보아서 치료하는 한의사가 되도록 합시다.

(1) 정의

경추통은 경항통의 동통, 즉 목의 전후좌우에 발생한 동통을 말합니다.

한의원에 가장 흔하게 오는 환자이기도 합니다.

각종 외력이 경부에 과도하게 작용하여 경부의 연조직에 손상을 나타내는 경부 염좌 또한 경항통에 해당합니다.

경항통의 증상은 원인 질환에 따라 다양하게 나타나며 목 부위의 통증, 동작 시 심해지는 통증, 환부의 압통점, 목의 가동범위 제한(굴곡 및 신전 제한, 회전 및 측굴 제한) 등이 나타나며 때로 상지 방사통을 동반하기도 합니다.

경항통의 유병률 관련 보고는 매우 다양하여 성인에서 경항통의 유병률은 연구에 따라 14.2%에서 71%까지 매우 다양하게 보고되었습니다.

35~49세 사이에 가장 많이 발생하며 특히 여성에게 더 흔하다고 알려져 있습니다.

국내에서 보건의료 빅데이터 개방 시스템에서 확인해 보면 2014~2018년으로 갈수록 점차 경추통(M54.2) 환자들이 양, 한방 모두 많아지고 있는 것을 확인할 수 있습니다.
건강보험심사평가원의 환자표본자료 분석을 통해 한국에서의 경추 관련 질환의 진료 현황을 분석한 결과를 보면 경추통 환자가 환자 1인당 142,397.3원을 지출하고 있는 것으로 나타났으며 경추염좌의 경우는 87,996.1원을 지출하는 것으로 분석되었습니다.

또한 이 연구에서 국내에서 경추통 환자가 가장 많이 받는 치료는 심층 열치료, 표층 열치료, 전기 치료, 견인 치료 등의 순서였으며 약물 치료 중에는 아세클로페낙(Aceclofenac), 디클로페낙(Diclofenac) 등의 소염진통제를 가장 많이 처방받고 있는 것으로 확인되었습니다.

경항통이 발생하면 한방의료기관으로 처음 내원하는 환자들도 있으나, 양방의료기관에 내원 후 한방의료기관에 내원하는 환자들도 많습니다. 일반적으로 양방의료기관에서는 영상의학적 검사(일반적으로는 X-ray)를 받고 약물치료 및 물리치료를 받게 됩니다.

(2) 진단 및 감별

경항통을 호소하는 경우 먼저 가동 범위 확인 및 X-ray 검사(필요한 경우 혈액검사), 병력 청취, 이학적 검진 등을 통해 외상 및 골절, 염증성 질환에 대한 감별이 이루어집니다.
일반적 치료에도 불구하고 증상이 지속되는 경우 증상에 따라 전산화 단층 촬영(CT) 및 자기 공명 영상(MRI) 검사를 통해 보다 상세한 진단이 가능합니다.

진단은 대부분 영상 진단 결과를 참조하게 되는 경우가 많으며, 병력 청취, 신체검사 및 이학적 검사를 병행하여 최종 진단을 내리게 됩니다.
척수 종양, 경척수염증, 골절, 결핵, 견관절주위염, 경척추증, 경추 변위증, 경늑골증, 경추추간판탈출증, 늑쇄 증후군, 사각근 증후군, 흉쇄유돌근 증후군 등이 아닌 것으로 확인되면서 병력 청취 및 이학적 검진을 통해 경부 척추증, 경추통, 경부 염좌 및 긴장 등으로 진단하게 됩니다.

진단 검사 방법

척추 질환의 진단에 있어서 각종의 영상 진단은 유용하지만, 모든 이상을 반영하지는 못하며, 또한 이상 소견이 반드시 증상 발현의 원인이 아닌 경우도 있고, 이상 소견이 없어도 증상 발현이 있는 경우가 있습니다. 따라서 상세한 병력 및 증상에 대한 병력 청취, 이학적 검사소견, 신경학적 검사 등을 종합하여 진단을 내릴 필요가 있습니다.

(3) 치료 포인트

    ① superior nuchal line -- 상기 기술

    ② inferior nuchal line -- 상기 기술

    ③ C3, 4, 5, 6 lamina

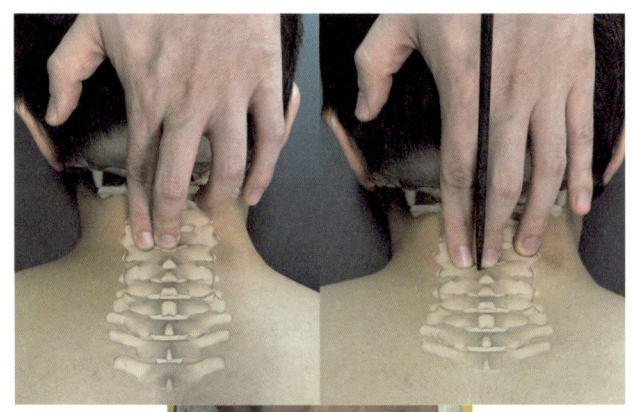

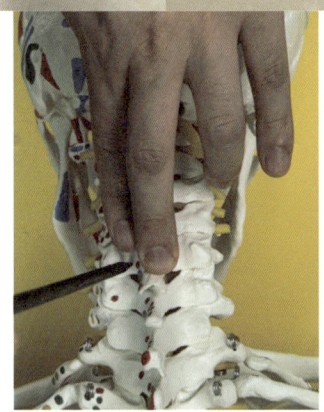

경추통에 효과적인 부위는 lamina와 facet joint입니다. 특히 팔이나 어깨, 견갑골 사이로 통증이 있는 경우는 c3, 4, 5, 6, 7의 lamina를 전부 치료합니다.

lamina는 촉지가 어려운 심부에 있기에 자침할 때 무서울 수 있으나 해부학 구조상 하사방, 두방에서 족방(cephal to caudal)으로 진입하는 경우 척수 진입의 염려가 적으므로 치료하기가 어렵지 않습니다.

c2의 sp에서 1fb만큼 외측으로 나아가 위아래로 1cm 간격으로 쭉 자침합니다.

lamina 선을 유지하며 cephal to cadual로 모두 자침합니다. 이 부위 자침은 여러 다열근, 회선근과 같은 척추의 안전성에 도움이 되는 근육들을 재생하므로 손 저림과 상지 견배통 등이 있는 환자에게 효과가 좋습니다.

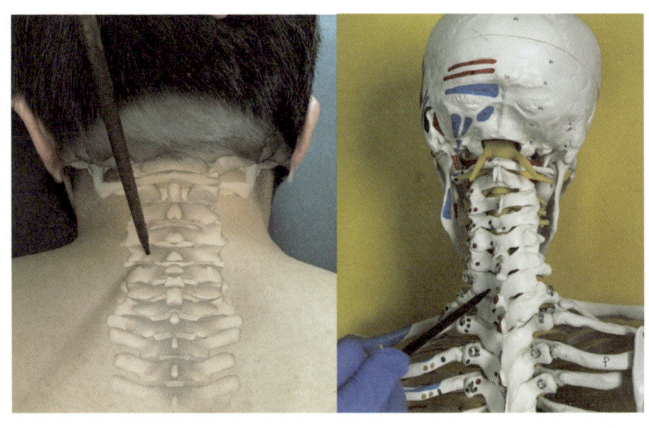

lamina 선을 sp에 대고 1fb만큼 외측으로 이동하여 가상선을 그린 후 쭉쭉 자침하면 잘 맞게 됩니다.

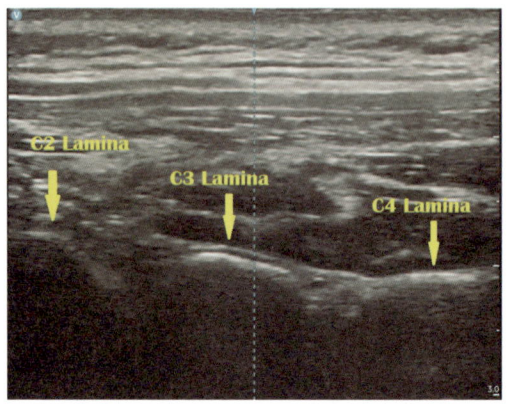

④ C3, 4, 5, 6 Facet joint

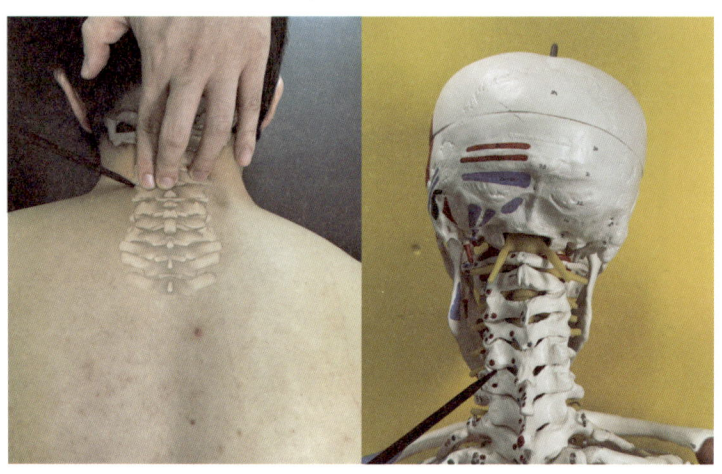

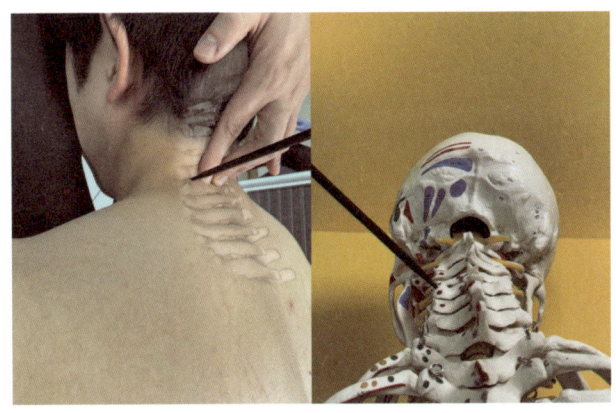

SP로부터 2 finger breadth만큼 lateral로 이동하면 facet joint들이 위치하는 가상의 선입니다. 앞서 sp로부터 1fb만큼 lateral로 이동하면 라미나가 위치한다고 했습니다.

이곳을 향해서 진입하되, 경추는 원통형이므로 FJ는 목 후면의 coronal plane의 45도로 진입해야 합니다. Coronal plane과 목의 lateral 면에 닿는 sagittal plane의 교차 지점으로부터 약 45도 방향으로 medial을 향해, 그리고 약 15도 정도 족방을 향해 자침합니다.

시술자의 한 손가락은 독맥 라인인 spinous process에 대고 기준 위치로 삼은 후, 다른 손가락을 facet joint 선 위에 대어 살포시 피부를 누른 후 자침합니다.

lamina와 마찬가지로, 경추통 외에도 상지나 어깨 방사통이 있는 환자에게는 C3, 4, 5, 6, 7 facet joint를 전부 자침하는 것을 추천합니다.

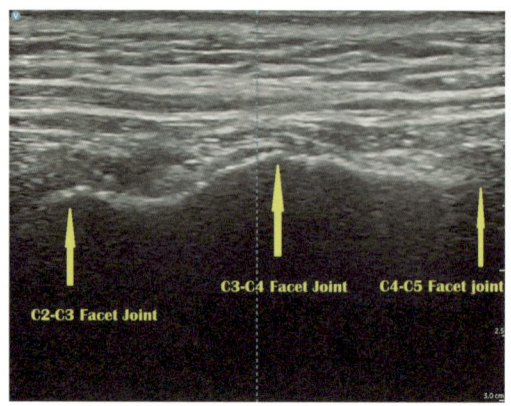

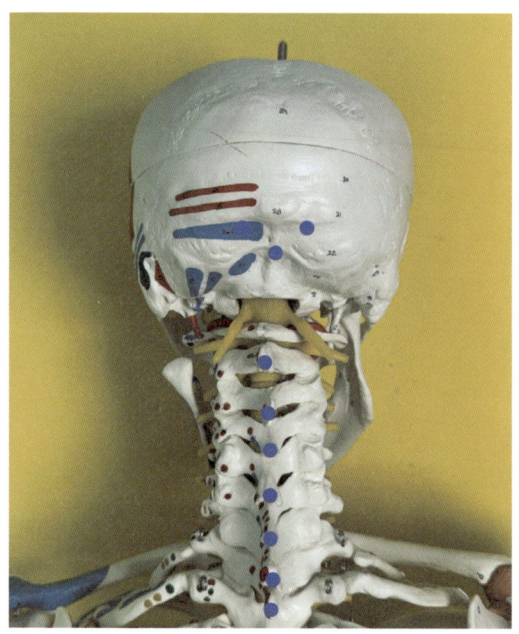

경항통 1차 치료 혈위

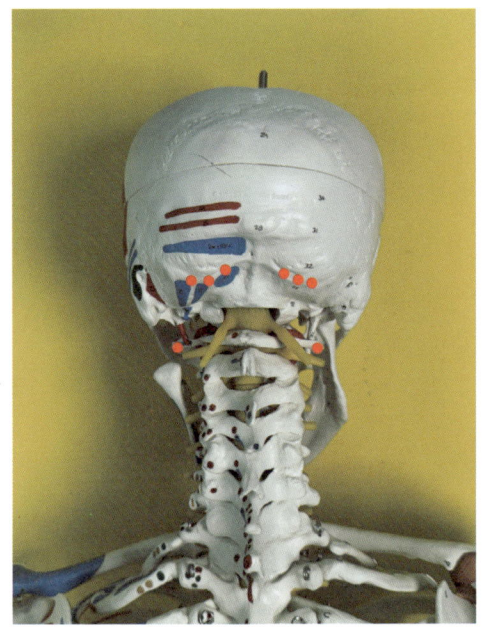

경항통 2차 치료 혈위

(4) 한약 처방

① 독활갈근탕: 일반적인 어깨결림 경항통에 사용합니다.

② 소경활혈탕: 어혈로 인한 통증 저림이 있는 경항통에 사용합니다.

③ 조등산: 고혈압으로 인한 경항통에 좋습니다.

④ 궁귀조혈음: 여성 생리주기와 관계있는 경항통에 좋습니다.

⑤ 오약순기산: 어깨 저림과 운동마비가 있을 때 사용합니다.

⑥ 구미강활탕: 감기 몸살이나 어깨, 뒷목 통증이 있을 때 사용합니다.

4) 목디스크(손 저림)

이번 파트에서는 실질 영상의학적 진단에서 나온 목디스크가 아닌, 경항통이 있든 없든 손 저림이 있는 경우를 주로 얘기합니다.

경추성으로 어깨가 아프거나 견갑골 사이 DSN (Dosal Scapula Nerve)의 문제로 아픈 경우가 빈번합니다.

치료 포인트로는

(1) superior nuchal line -- 상기 기술

(2) inferior nuchal line -- 상기 기술

(3) C3, 4, 5, 6 lamina -- 상기 기술

(4) C3, 4, 5, 6, facet joint -- 상기 기술

(5) interspinous ligament

(6) 4, 5, 6 C-spine transverse process

(7) rib 부착, c7 tp

를 주로합니다. 이 중 (5), (6), (7)에 대해 보겠습니다.

(5) 극간인대

추체 사이의 높이를 조절하는 극간인대도 목디스크의 압력을 조절하므로 효과적인 치료점입니다.

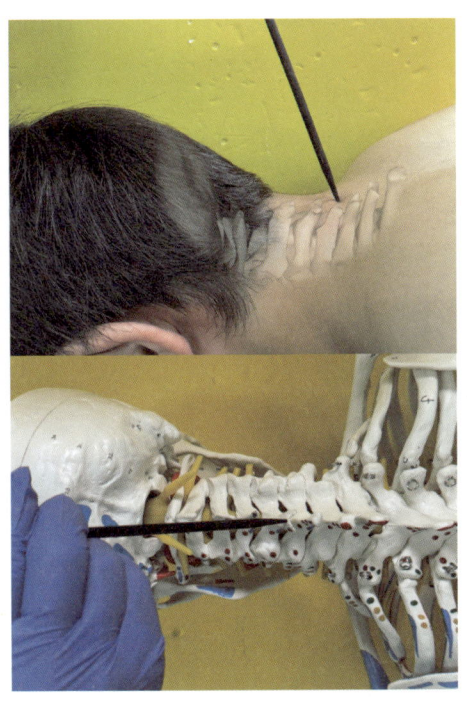

우선 자침할 때 의사의 위치는 엎드린 환자의 머리 쪽에 서서 자침하는 것이 좋습니다. 아래나 옆에서도 용이하지만 이런 경우 심부 자침 시 관절의 각도와 반대로 들어가기에 자침 안전성이 낮아집니다.

Cephal to caudal 방향으로 자침하면(하사자) 추체 사이 공간으로 들어갈 가능성이 작습니다.

특히 머리 쪽을 향해서 찌르면 dura를 찌를 수도 있기에 머리 쪽으로 자침하는 것은 숙련되지 않았다면 나중에 하는 것이 좋습니다.

독맥선의 OCP에서 그은 가상의 Midline을 따라 C2의 spinous process를 촉지하고, 더 발 쪽으로 이동하면서 c7의 spinous process까지 c 2, 3, 4, 5, 6, 7의 spinous process가 있는 부위를 촉지하여 tenderness가 있는 곳을 찾아 SP 첨단에 자침합니다.

피부가 두껍거나 비만한 환자는 C2 spinous process와 C7 spinous process만 만져지는 경우가 많은데 이 두 지점을 연결하는 선에서 tenderness가 있는 부위에 대해 같은 방법으로 bone touch 하여 자침합니다.

상지, 어깨, 견배통 등이 있는 환자는 C2, 3, 4, 5, 6, 7 경추의 sp는 전부 자침하는 것이 좋습니다.

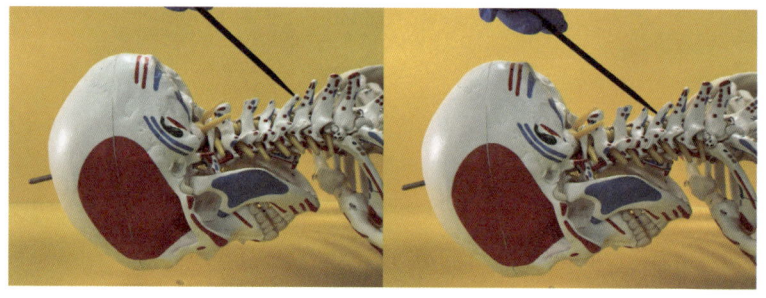

침 끝이 상사방을 향하면 아래 그림처럼 spinal cord를 찌를 수 있으므로 주의해야 합니다.

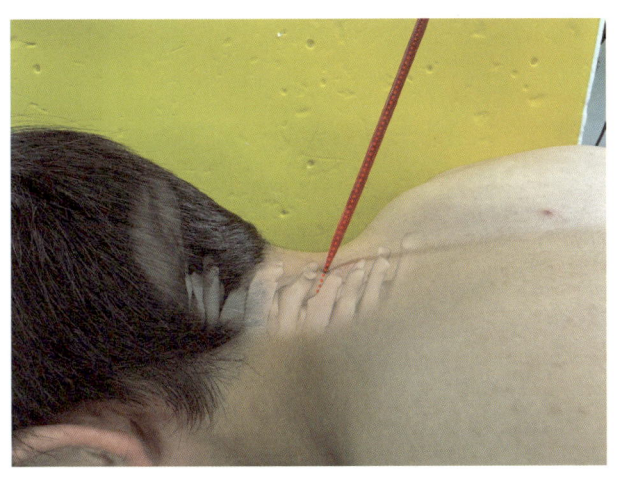

(6) C4, 5, 6 transverse process

환자를 측와위로 위치시킨 후, mastoid process 앞으로 촉지하면 바로 C1 transverse process를 촉지할 수 있습니다. 아래 그림의 초록색 동그라미입니다.

여기서 쭉 아래로 내려가면 clavicle 상부에서 trapzeius가 감싸고 있는 C7 TP를 찾을 수 있습니다. 이것은 매우 중요한 치료 포인트입니다.

c7 tp는 앞에서 뒤로 밀면서 trapezius를 젖히면 촉지가 더 용이합니다.

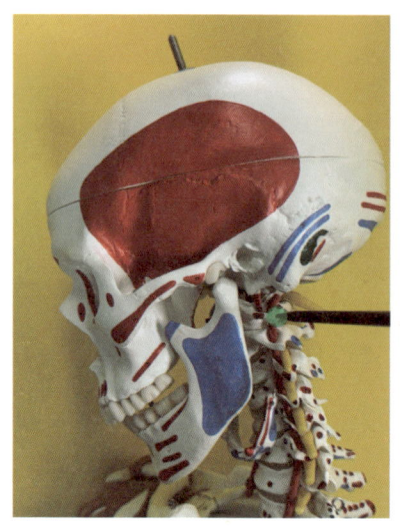

이 사이에 있는 것들이 전부 경추의 TP이므로 압통점이 나오면 가볍게 자침합니다.

아주 얕아서 금방 bone touch가 되므로 깊게 들어갈 필요가 없습니다.

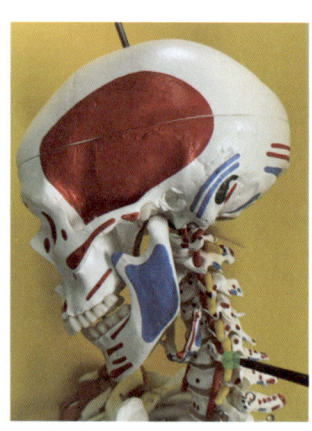
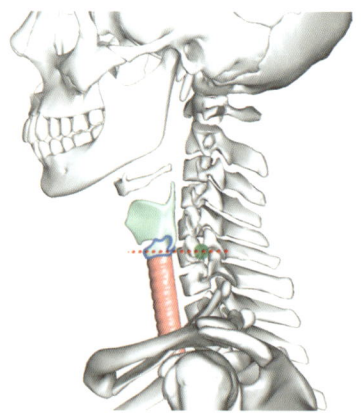

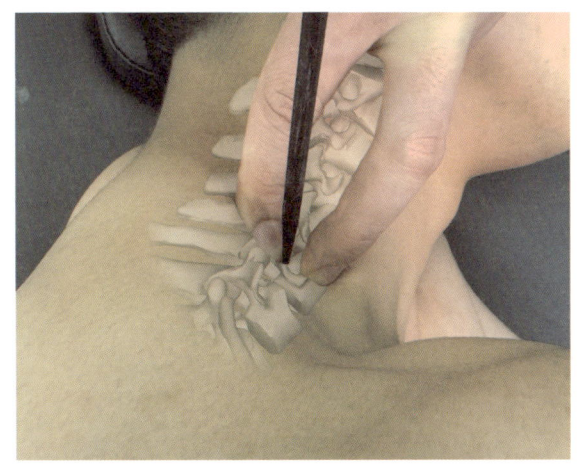

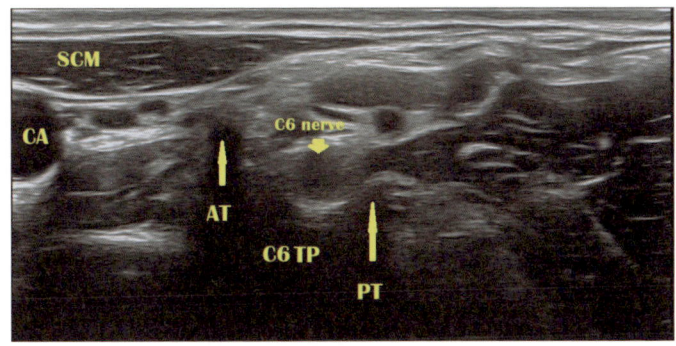

CA 경동맥

SCM 흉쇄유돌근

AT C6 TP의 전결절

PT C6 TP의 후결절

윤상연골을 촉지하고 그 수평선 상에 있는 경추의 TP가 바로 C6 TP입니다.

C6 TP의 전결절(ant tubercle)에는 전사각근이, 후결절(post tubercle)에는 중사각근이 부착하므로 전결절, 후결절 둘 다 자침하면 더욱 좋습니다.

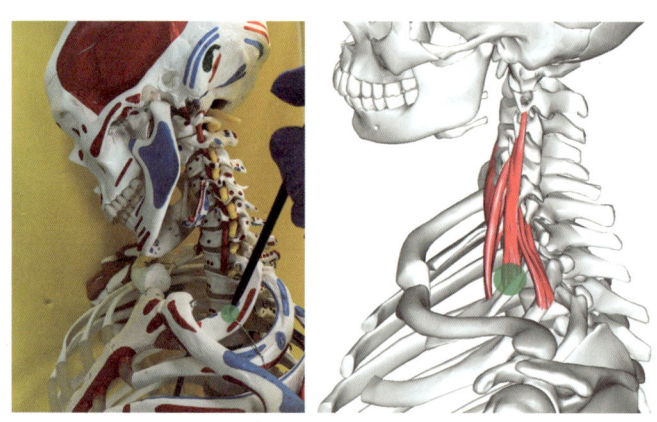

(7) Rib 부착, C7 TP

c7 tp를 촉지하고, 촉지한 손을 후방 이동 후 원래 자리에 자침을 합니다.

이때는 내각으로 45도, 약간 후방으로 자침해야 penumo-throax를 방지할 수 있습니다.

금방 bone touch가 되는 부분이니 깊이 자입하지 않습니다.

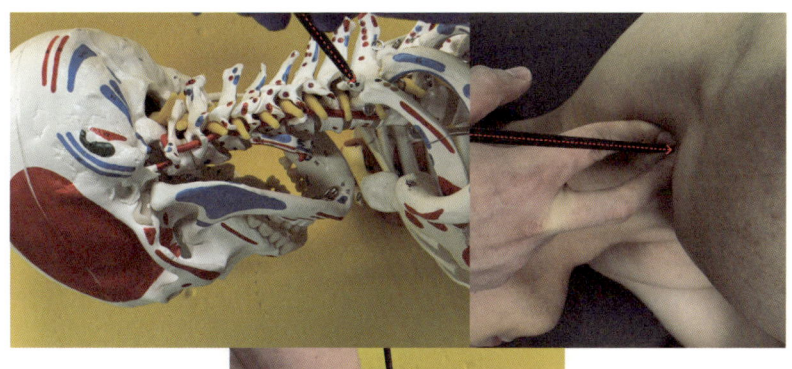

C7 TP에서 깊숙이 촉지하면 1st rib이 만져지는데, 여기에 압통점이 있다면 1st rib도 자침하는 것이 좋습니다.
자침 각도는 후방으로 자침하는 것이 폐를 피하기 좋습니다.
이 부위가 middle scalene의 insertion이 됩니다.
다음 그림처럼 1st rib의 전방으로는 절대 자침하지 않습니다. 왜냐하면 subclavian artery와 vein 그리고 brachial plexus가 지나가기 때문입니다.

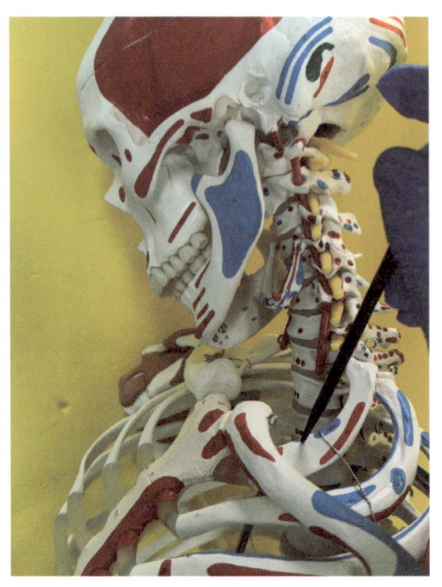

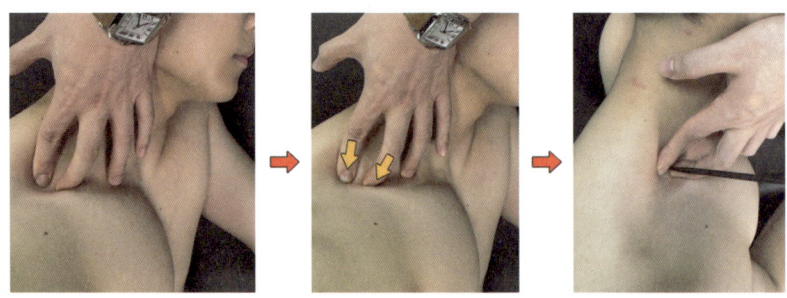

손가락을 이용한 1st rib 자침법
두 손가락 사이로 rib을 촉지하여 최대한 후방으로 이동한 후 손가락 사이로 자침한다.

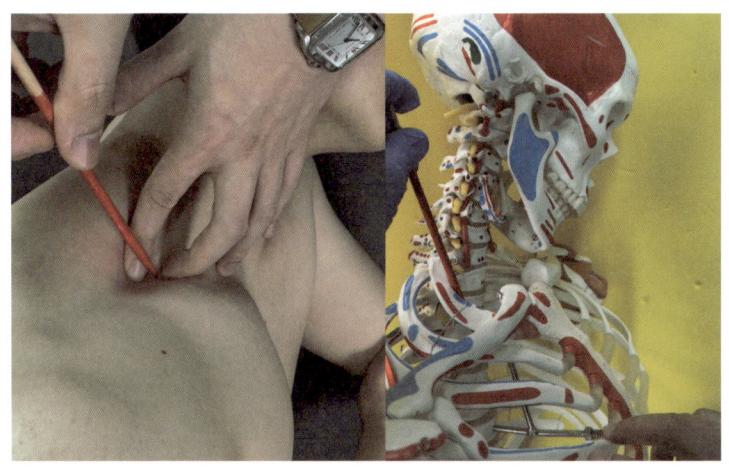

제1번 rib을 따라 전방을 향해 자침하면 안 된다.

근육이 마른 환자에게서는 제1번 rib보다 후방으로, trapezius mass 내에서 제2번 rib이 만져질 수 있는데 이 부위에 압통이 있다면 시술자의 두 손가락으로 가능한 한 피부를 세게 누른 후 약간 후방을 향하여 자침합니다.

이때 효과적으로 누르려면 시술자가 환자보다 높은 자세로 있어야 합니다.

Posterior scalene의 insertion 등에 대한 자침이 됩니다.

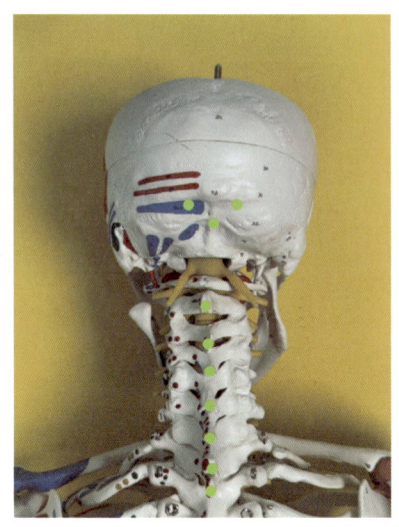

경추디스크 치료 1차 혈위

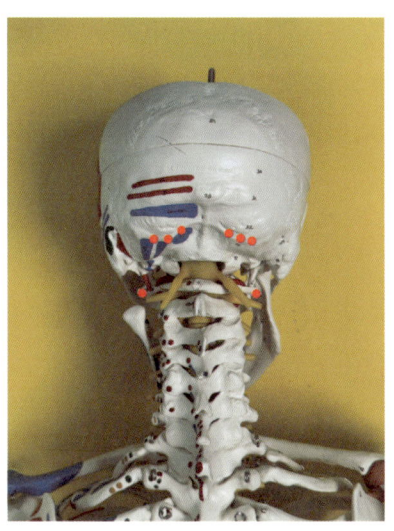

경추디스크 치료 2차 혈위

2. 흉추부

흉추부를 치료할 때도 경추부와 마찬가지로, 표면 해부학을 토대로 한 주요 재생치료 포인트들을 잘 살피고 치료하는 것이 좋습니다. 특히 심부에 있을 구조물 위치를 예상하고, 특히 기흉에 주의하여야 합니다.

재생침 치료 관점에서 흉추부에서는

① interspinous ligament
② facet joint & lamina
③ rib

이 많이 쓰입니다.

....

1) 등 통증

등 통증(M54)는 2023년 한의원에 외래로 내원한 건강보험 진료환자의 주상병 1위를 차지하며 350만 명 이상이 등 통증으로 진료받았으며 요양급여 비용 총액이 6억 원이 넘는 다빈도 질환입니다.

(1) 정의

등 통증은 일반적으로 흉추 부위 또는 그 주변 근육, 인대, 관절, 신경 등에 문제가 생겨 발생하는 통증을 의미합니다. 이에 더하여 내과적 원인인 폐렴, 심장질환, 췌장염, 식도질환, 신장결석 등으로 생기는 방사통으로 나타나기도 하고, 늑간신경통이나 대상포진과 같은 신경근성 원인으로, 스트레스나 우울증과 같은 자율신경실조증의 한 증상으로 나타나기도 합니다.

(2) 진단

해당 부위의 날카롭거나 무거운 통증, 열감, 그리고 압통점으로 나타날 수 있으며, 흉추의 어느 분절에서 발생한 문제인지 파악하여 해당 장기의 문제를 유추할 수 있습니다.

(3) 치료 포인트

등 통증에는 주로 흉추의 재생 치료를 위해
① Facet joint + Lamina
② Interspinous ligament를 자주 사용합니다.

① Facet joint와 Lamina

Facet joint를 잡기 전에 먼저 체표 해부학을 아는 것이 좋습니다.

우선 C7의 SP를 잡고 나머지도 bony landmark를 기준으로 촉지하는 것이 좋습니다.

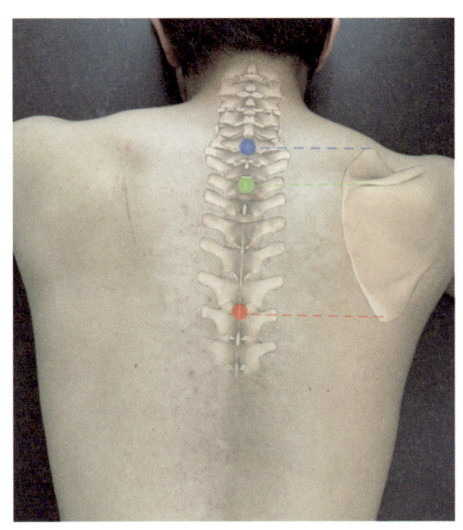

C7의 SP를 기준으로 족방으로 SP들을 세면서 SP의 level을 체크합니다.

초록색 동그라미가 T3 SP이고 붉은색 동그라미가 T7 SP 입니다.

Scapula의 medial border 를 촉지하면 보통 T2에서 T7의 SP가 걸치게 됩니다.

scapula inferior angle의 가상선은 T7의 Sp에 해당하게 됩니다.

SP 라인을 이은 독맥선을 기준으로 1fb 라인에는 lamina 와 facet이 교대로 위치합니다.

2fb 외측으로는 TP가 위치합니다.

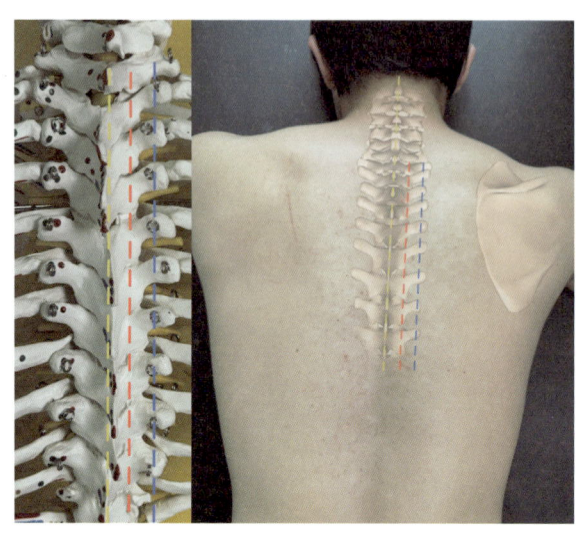

노란 점선: 극돌기-독맥선
파란점선: 독맥 라인에서 1fb(finger breadth)
빨간점선: 독맥 라인에서 2fb(finger breadth)

경추와 요추와는 달리 흉추에서는 facet joint가 상당히 medial에 위치합니다.

또한 SP가 흉추에서는 facet level보다 상당히 하방이기에 SP와 facet의 높이에 차이가 있는 경우가 많습니다.

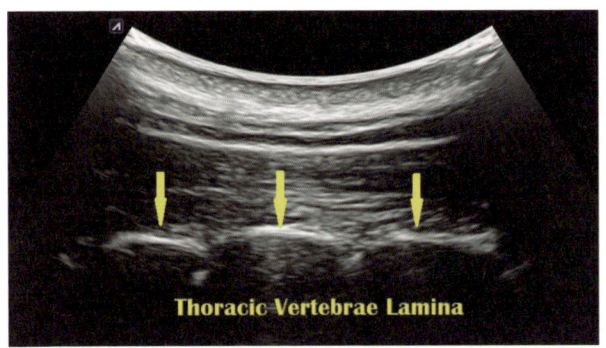

Spinous procces와 Facet joint의 level

흉추의 극돌기는 길고 아래로 내려오므로, 해당 극돌기를 기준으로 추체를 추정해서는 안 됩니다.

T1~3: 극돌기와 추체의 레벨이 대부분 일치
T4~6: 척추체 하나 반 차이
T7~9: 척추체 하나 차이
T10~12: 대체로 극돌기와 추체의 레벨 일치

1. Spinous process들을 연결한 정중선을 기준으로 1횡지(=1 finger breadth, 환자의 index finge 기준) 만큼 외측으로 평행하게 선을 그으면 lamina와 facet joint가 교대로 위치합니다.
2. 2횡지 만큼 외측으로 나아가면 transverse procces가 위치하게 됩니다.
3. 주의할 점은, 흉추의 특징적인 극돌기 모양으로 인해 극돌기 하단을 기준으로 해서 수평으로 평행하게 놓인 후관절은 해당 흉추 분절이 아닌, 보통 아래 흉추의 후관절임에 주의해야 합니다.
4. 예를 들어, T6 극돌기첨 높이에는 T7의 lamina와 6, 7번 간의 facet joint, T7의 transverse process가 놓이게 됩니다.

따라서 흉추부 등 통증을 치료할 때는 극돌기 라인의 1fb 외측 라인에 순서대로 1cm 간격으로 촘촘히 자침합니다. 이러면 lamina와 facet joint 모두를 치료하게 됩니다.

주로 T2~T10까지는 루틴하게 자침해도 효과가 좋습니다.

또한 흉추 치료는 자율신경 치료에도 효과적이라 소화불량, 두통, 어지럼증 등에 증상에도 효과적입니다.

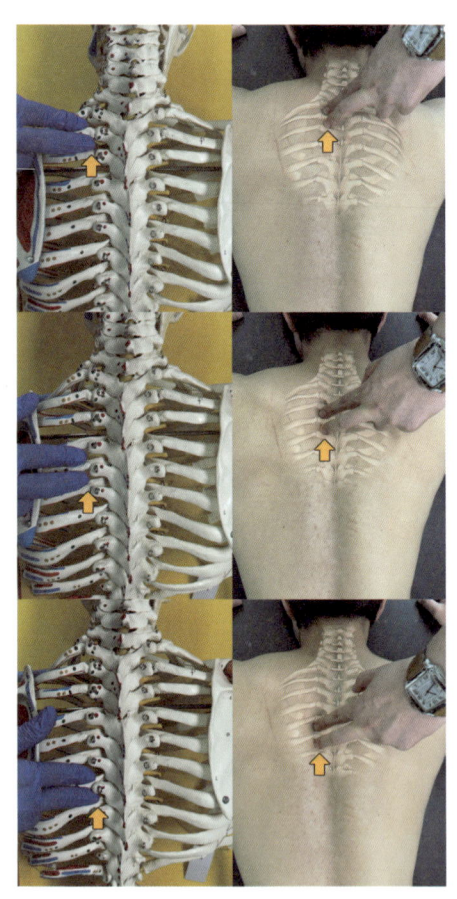

임상적으로 흉추부 자침에 있어서 level을 아주 정확히 확인할 필요는 없기도 합니다.

facet joint의 병변으로 인한 referred pain은 흉추 lateral 주위, 즉 paraspinal area로 level 별로 서로 중첩이 되어 나타나므로 pain 위치와 하나의 facet joint를 match 시키기는 힘듭니다.

따라서 압통점이 나온 곳의 위아래로 한 곳씩 총 3레벨 정도를 치료점으로 하는 것이 좋습니다.

② interspinous ligament(극간인대)

spninosus process를 촉지하고 좀 더 아래로 가는 것이 좋습니다.

midline에서 압통점을 체크하여, 압통이 있는 곳에는 모두 극돌기 첨단에 자침하는 것이 좋습니다.

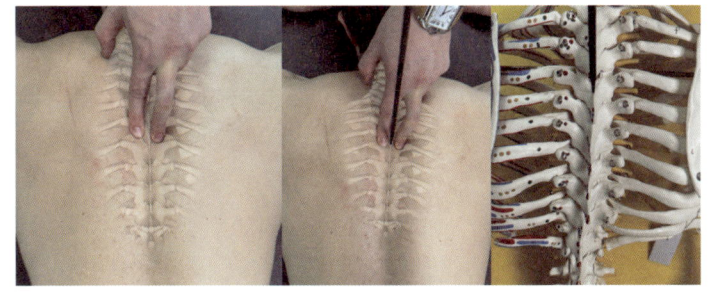

자침 방향은 cephal to caudal로 해야 추간 사이에 진입하지 않아 안전한 bone touch를 할 수 있습니다.

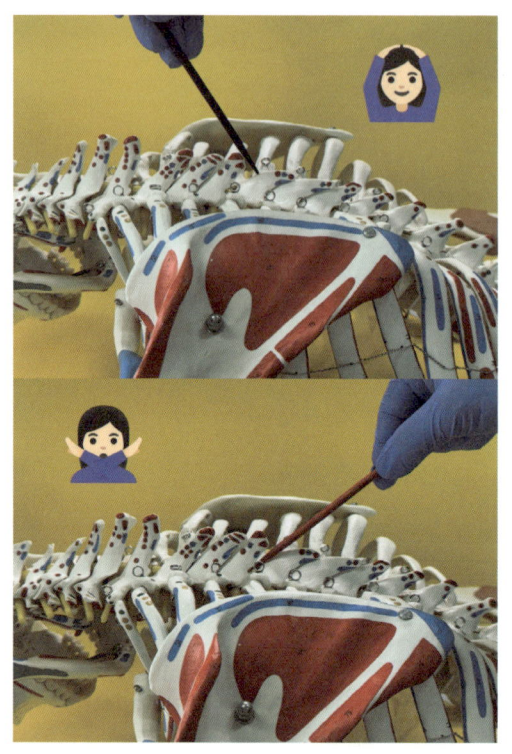
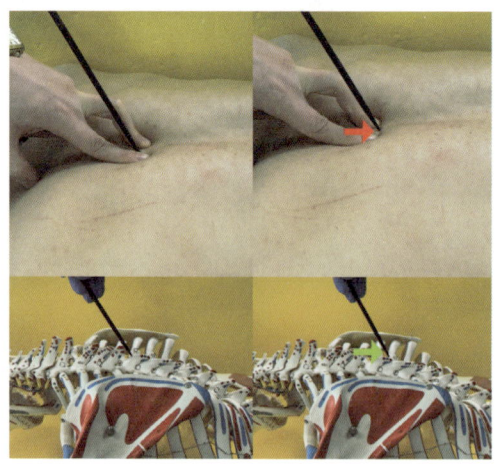

SP를 자침한 이후 족방으로 이동하면서 한 SP 당 3포인트 정도 자침하면 됩니다.

....

2) 늑간신경통(intercostal neuralgia)

(1) 정의

늑간신경(intercostal nerve)의 손상이나 염증으로 인해 발생하는 신경병성 통증으로 수술, 외상, 대상포진과 같은 늑간신경의 염증이나 늑간신경이 지나가는 부위에 발생하는 감염성 질환, 종양이나 혈종 등에 의한 늑간신경의 압박이 그 원인으로 알려져 있습니다. 또한, 외상성 또는 의인성 신경종 및 원발성 신경종도 늑간신경통의 원인이 됩니다. 쉽게 얘기해서 갈비뼈 사이로 지나가는 늑간신경에 이상이 생겨 등부터 시작하여 갈비뼈 부위를 지나 가슴 앞쪽까지 통증이 발생하는 질환입니다. 대개 오른쪽이나 왼쪽 중 한쪽으로 아픈 경우가 많으나 환자에 따라 양쪽이 동시에 아픈 경우도 있습니다.

(2) 진단

통증이 가슴이나 등에 있기 때문에 심장이나 폐의 질환을 아닌지를 체크합니다.

이들 질환 간의 감별이 쉽지 않기 때문에 내과에서 심전도, 흉부 X-ray 또는 식도 및 위내시경 등의 검사를 받기도 합니다. 자세한 문진으로 원인을 파악하여 각 질병으로 추정되는 진단검사를 하고 디스크, 압박골절이 의심될 때는 영상 검사를, 대상포진이 의심될 때는 바이러스 항체 검사, 당뇨병을 앓고 있는지, 통증이 언제부터 시작되었는지 물어봐서 체크합니다. 이 외에도 폐질환이나 심장질환과 같은 내과 질환과 척추종양과 같은 중증 질환이 원인이 되는 경우도 있어 척추 MRI 폐 CT 등과 같은 정밀검사가 중요합니다.

(3) 치료 포인트
    ① facert joint, lamina -- 상기 기술
    ② interspinous ligament -- 상기 기술
    ③ rib

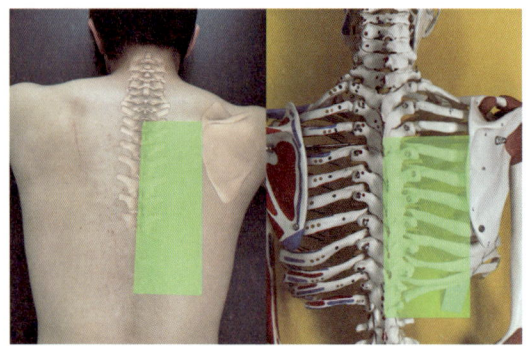

흉추부 통증은 대부분 rib angle보다 medial 부위에 위치하게 됩니다. 이 영역 내에 중요한 근육들과 인대들이 부착하기 때문입니다.

흉추의 transverse process 라인보다 조금 더 lateral 방향에서 rib을 촉지할 수 있습니다.

rib의 위는 upper margin, 아래는 lower margin입니다. 극간인대, facet joint와 더불어 늑골을 치료 시에는 환자가 엎드려서 팔을 바깥으로 떨어뜨리면 scapula가 외측으로 이동되어 rib이 더 잘 촉지됩니다.

그러면 양쪽 upper margin 과 lower margin을 같이 잡고 그 중간에 가볍게 본 터치하며 3cm 이상 삽입하지 않습니다.

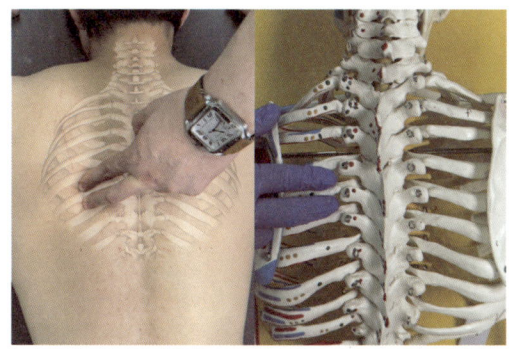

촉지 방식

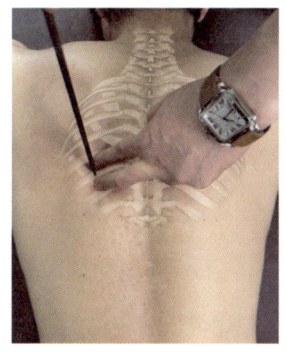

시술 방식

이는 intercostal muscle, costotransverse ligament 등에 대한 치료가 됩니다.

표면에서 가장 튀어나온 rib angle부터 촉진하여 rib을 따라 척추 쪽으로 촉지하는 것이 좋습니다. 2fb에서부터 찾는 경우 어려울 수 있습니다.

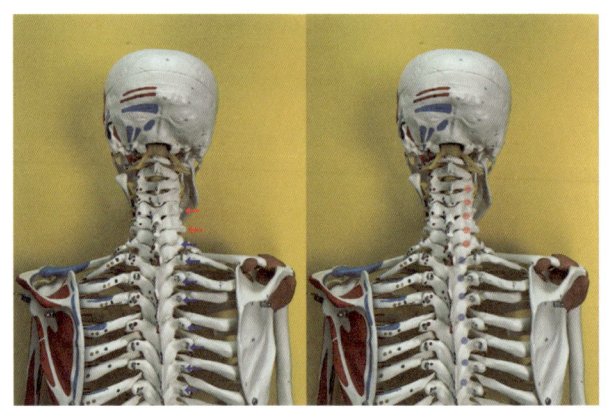

흉추의 특징으로 TP가 상당히 크며, 경추보다 facet joint가 medial에 위치하고 있습니다.

rib의 바로 전방에는 폐가 있으므로 시술할 때 폐를 싸고 있는 pleura 늑막을 찔러 pneumothorax가 발생할 가능성이 있는 곳으로 상당히 주의가 필요합니다. 초음파를 더불어 사용하면 아주 유용하고 안전하게 자침할 수 있습니다. 자침이 어려운 경우 횡자하여 화타153 도자를 연결해도 좋은 치료가 됩니다.

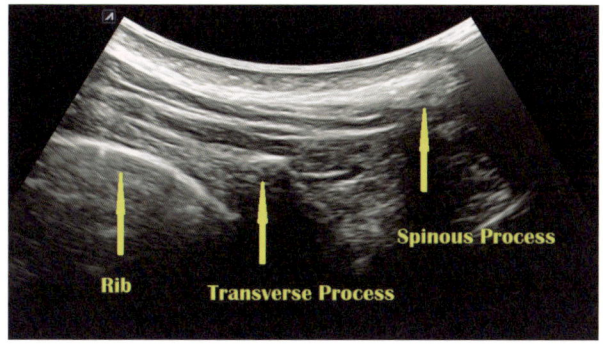

흉추의 US Axial Image.

(4) 한약 처방

① 시호소간탕: 옆구리 및 갈비뼈 통증, 구고나 소화불량을 동반하는 경우에 좋습니다.

② 계지가출부탕: 비교적 허증, 사지 냉감을 호소하는 환자, 추위에 의해 악화되는 경우, 미열, 도한, 조조강직, 부종, 소변량 감소 등이 동반된 경우에 좋습니다.

③ 대시호탕: 실증의 환자가 흉협고만, 변비 경향, 오심, 구토, 식욕부진, 어깨결림, 두중감, 상복부 압통, 이명, 호흡 곤란 등을 동반하는 경우에 좋습니다.

3) T4 syndrome

▶ 임상 케이스

　20대의 얼굴이 희고 창백한 여자 환자가 항상 손이 저리다고 하여 치료를 받으러 왔습니다. 늘 하듯이 경추 치료를 먼저 끝내자, 반 절 이상 사라졌다고 하였으나 그 이상으로 잘 해소되지 않았습니다. 추가로 pec minor, pronator teres 등 대부분의 신경포착점을 치료했으나 잘 낫지 않았습니다.

　이에 흉추부 가동검사, 압진 검사, 핀치롤 테스트를 하자 T4~7까지 광범위하게 양성으로 나타났고, 그 분절을 치료하자 남아있던 손 저림 증상이 호전되었습니다.

　항상 환자를 치료할 때 아프다는 부위만 바라보면 많은 것을 놓칠 수 있는 것 같아 ultrasound 검사, physical examination에 많은 노력을 해야 한다고 생각합니다.

(1) 정의

　　Maitland가 만든 증후군으로, upper thoracic syndrome 이라 하기도 하며, 머리와 손의 이상감각을 T3-7의 자율신경 이상으로 꼽았습니다. T4 신드롬은 상, 흉부 척추에서 유래된 복합 자율 교감 이상 조절 문제로 여겨집니다. 남성보다 여성에게 3배 정도 호발하며 T2~T5 레벨에서 자주 발생하지만, 감각 분절 dermatome 과는 일치하지 않는 특징을 보입니다.

(2) 원인
   ① 기계적 압박 및 기능 장애: 흉추의 관절 및 연부 조직(특히 추간관절과 후관절)의 기계적 이상이 발생하면 신경근 및 자율신경계에 영향을 미칩니다.
   특히 T4는 흉추의 중심부에 위치하며, 상지와 연결된 자율신경의 경로를 조절하는 중요한 역할을 합니다.

   ② 자율신경계 이상: 흉추 4번 부위는 교감신경과 밀접하게 연결되어 있습니다.
   T2~T7에서 나오는 교감신경 섬유가 영향을 받으면, 자율신경계 이상이 상지의 혈류 및 신경 조절에 영향을 미쳐 증상이 발생할 수 있습니다.

   ③ 혈류 장애: 흉추 주변 조직의 경직이나 염증으로 인해 혈류 공급이 저하되며, 상지의 저림과 차가운 느낌 등의 증상이 나타납니다.

   ④ 자세 및 습관: 굽힌 상태로 일하는 직업(장기간의 컴퓨터 업무, 요리사 등등), 나쁜 자세의 취미활동(바닥에 앉아서 책 읽기, 사이클 타기) 그밖에 라운드 숄더와 등 근육의 약화(운동 부족)로 인해 발생할 수 있습니다.

(3) 증상과 진단

흉추와 날개뼈 사이의 기분 나쁜 통증, 팔과 손의 이상감각(손에 장갑을 낀 것 같다고 호소), 팔이 무겁고 손이 저리고, 손이 차갑거나 뜨겁다고 느끼기도 합니다. 동시에 소화불량, 두통, 안면홍조, 배변 장애, 성기능 장애를 호소하기도 합니다. 한쪽, 또는 양쪽에 나타날 수 있으며, 경추 추간판 탈출증이 아닌가 의심할 수 있지만 흉추 4번 위치에서의 문제이기 때문에 T4 syndrome, 상부흉추 증후군이라고도 합니다.

흉추의 변위는 capulsar lig.의 laxatity & tightness, 척추 변위, multifidus 등으로 인해 자율신경이 압박이나 장력을 받아 기능이 저하됩니다. 흉추에서 나오는 척추신경은 경추 측방에 존재하는 성상신경절(stellate ganglion) 및 상부 경추신경설의 자율신경으로 주행합니다. 기능성소화불량, 흉요추 접합부 증후군, T4 증후군, 흉골, 전거근이나 능형근부의 통증, 어깨의 통증 등도 흉추의 변위에서 나타나기도 합니다.

척추	신경	임상증상
T1~4	cervical ganglion, cardiopulmonary system	두통, 안면통, 안구충혈, 비염, 호흡 곤란, 가슴답답, 다한증
T5~9	celiac ganglion adrenal gland	복통, 옆구리 통증, 피로
T9~12	superior mesenteric ganglion	하복통, 배뇨통, 옆구리 통증
T12~L2	inferior mesenteir ganlgion	하복통, 배변통, 다한증

흉추부 핀치롤 테스트 시 양성과 압통점이 나오는 경우 진단할 수 있으며 경추성 손 저림이 아닌 경우 이에 준해서 치료하게 됩니다.

(4) 치료 포인트

    ① Facet joint, Lamina: 상기 기술

    ② Interspinous ligament: 상기 기술

    ③ Rib: 상기 기술

4) 능형근 통증

흉골과 전거근 부착부인 늑골과, 능형근 부착부 견갑골 내측연이 긴장하면 능형근 통증이 자주 나타납니다.

(1) 치료 포인트

    ① C6 TP: 상기 기술

    ② C4, 5, 6 facet joint: 상기 기술

    ③ 흉추 facet joint, lamina: 상기 기술

    ④ 흉추 interspinous ligament: 상기 기술

    ⑤ 능형근

대부분 능형근 그 자체보다는 후관절, 경추신경의 문제인 경우가 더 많습니다. 특히 경추 5번 신경근에서 기시하는 견갑배신경 dorsal scapular nerve이 포착되면 견갑골 내측 통증을 유발할 수 있습니다.

⑤ 능형근

소능형근은 C7-T1 극돌기에서 부착하며 견갑골 내측연 상부에 부착하고 대능형근은 T2-T5 극돌기에서 부착하여 견갑골 내측연 하부에 부착됩니다.

위의 포인트들에 압통이 있는 경우 모두 치료합니다.

따라서 치료는 측와위로 하면 쉬우며 흉추 극돌기 바로 옆면과 견갑골 내각에 부착점에 자침합니다.

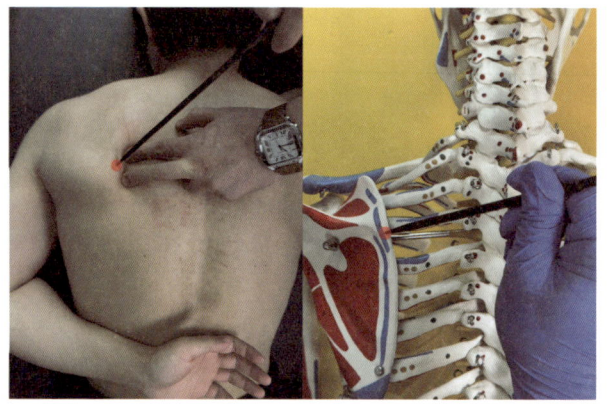

3. 요추부

1) 요추추간판탈출증(Lumbar Disc Herniation)

(1) 정의 및 병리기전

요추추간판탈출증은 척추 사이의 추간판(디스크)이 퇴행성 변화나 외상 등으로 인해 손상되고, 내부의 수핵이 섬유륜을 뚫고 돌출되거나 탈출하여 신경근 또는 척수신경을 물리적 화학적으로 자극하면서 통증과 신경학적 증상을 유발하는 질환입니다.

(2) 원인

퇴행성 변화로 인해 나이가 들면서 디스크의 수분 함량이 감소하고 탄력이 줄어들며 섬유륜이 약해질 수 있습니다. 외상으로 인한 갑작스러운 충격이나 반복적인 허리의 과도한 사용도 주요 원인입니다. 잘못된 자세나 장시간 앉아 있는 습관, 그리고 유전적 요인으로 인한 디스크 구조적 취약성도 영향을 미칩니다.

① 퇴행성 변화: 나이가 들면서 디스크의 수분 함량이 감소하고 탄력이 줄어들며, 섬유륜이 약해져 발생.
② 외상: 갑작스러운 충격, 반복적인 허리의 과도한 사용.
③ 체형 및 자세 문제: 잘못된 자세, 장시간 앉아 있는 습관.
④ 유전적 요인: 디스크의 구조적 취약성.

(3) 주요 증상

허리의 뻐근함과 날카로운 통증이 국소적으로 나타날 수 있으며, 다리로 이어지는 저림이나 타는 듯한 통증(좌골신경통)과 같은 방사통이 발생할 수 있습니다. 발가락을 들기 힘들거나 (dorsiflexion) (척추 L5), 발목을 젖히기 어려운(plantarflexion)

(척추 S1) 운동 약화 증상도 나타날 수 있습니다. 또한 다리나 발의 저린 느낌, 감각 둔화 등의 감각 이상이 동반될 수 있으며, 심한 경우 대소변 장애를 유발하는 척추마비 증후군(Cauda Equina Syndrome)이 나타날 수 있습니다.

① 국소 통증: 허리의 뻐근함과 날카로운 통증.
② 방사통: 다리로 이어지는 저림이나 타는 듯한 통증(좌골신경통).
③ 운동 약화: 발가락 들기 힘듦(척추 L5), 발목 젖히기 어려움(척추 S1).
④ 감각 이상: 다리나 발의 저린 느낌, 감각 둔화.
⑤ 심한 경우: 대소변 장애(척추마비 증후군, Cauda Equina Syndrome).

(4) 진단

진단 병력 청취와 이학적 검사로 요추의 통증과 신경근 병변 여부를 확인합니다. 직거상 검사(Straight Leg Raise Test)와 Kemp's Test 등은 요추부의 추간판 탈출증, 신경근 압박, 또는 후관절 증후군(Facet Joint Syndrome) 여부를 평가하는 데 사용됩니다. 또한 MRI를 통한 추간판 탈출 정도와 신경 압박 상태를 확인하고, 근력, 감각, 반사 등을 신경학적으로 검사합니다.

(5) 치료 포인트
 - 주요 치료 부위 (사진 - 횡돌기 접근 후, 전후)
 ① 요둔부 주변 근육
  ⓐ 제3요추 횡돌기: 요방형근(Quadratus Lumborum)과 장요근(Iliopsoas)의 과긴장과 과수축으로 인해 추간판에 부담을 주거나 통증을 유발하는 경우

  ⓑ 다열근
   복와위 자세에서 허리는 약간 굴곡된 상태로 유지하기 위해 복부 아래나 서혜부 쪽에 쿠션을 넣어 요추 전만을 줄여 침 삽입 경로를 확보합니다. 척추 극돌기(Spinous Process)를 기준으로 1~1.5cm 외측으로 이동하면 후관절 바로 내측에서 후궁과 극돌기 사이를 덮는 다열근의 주행 경로에 해당합니다. 이 부위는 촉진 시 근육 내에 국소적인 긴장이나 경결, 눌렀을 때 묵직한 압통이 느껴지는 경우가 많으며, 특히 척주세움근 군 중 심부 근육의 기능 저하나 보상성 과긴장이 관찰되는 환자에서 주요 시술 대상이 됩니다.
   침은 척추 중선에서 약간 내측상방 또는 수직으로 자입하며, 자입 깊이는 평균 3~5cm입니다. 자입 방향은 후관절 내측 또는 후궁과 극돌기 사이를 향하며, 지나치게 내측으로 들어가지 않도록 주의합니다. 자입 시 묵직하고 단단한 저항이 느껴지는 조직이 다열근으로, 통증 유발점이 자극되면 깊은 당김, 묵직한 반사 통증이 나타나기도 합니다.

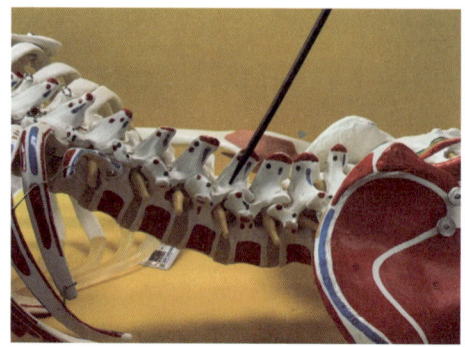

사진은 Spinous Process 측면으로 들어가서 Mulitifus Inseriton에 자침하는 모습.

ⓒ 대둔근(Gluteus Maximus) 및 이상근(Piriformis): 좌골 신경을 압박하는 경우 주요 대상입니다.

② 추간판 주변 조직:

ⓐ 극간/극상인대(Inter/supraspinous Ligament)

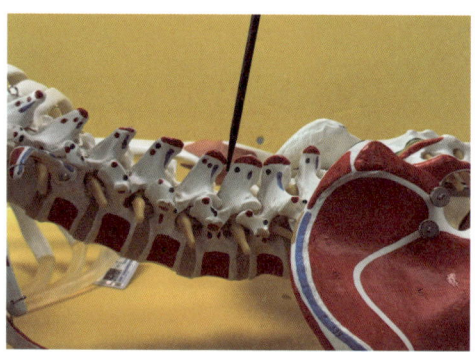

극간인대 자침하는 모습. 요추부로 자입 시 황색인대를 뚫고 들어갈 수 있음에 유의한다.

복와위 자세에서 허리는 약간 굴곡된 상태로 유지하기 위해 복부 아래나 서혜부 쪽에 쿠션을 넣어 요추 전만을 줄여 침 삽입 경로를 확보합니다. 극돌기(Spinous Process)와 극돌기 사이의 함몰 부위를 촉진하여 극간인대 부위를 찾고, 해당 부위를 엄지손가락이나 검지로 수직 압박하여 통증 유발 여부를 확인합니다. 척추 중선에서 수직 또는 약간 후방으로 자입하며, 체형에 따라 2.5~5cm 깊이로 접근하여 극간인대의 섬유질 긴장 및 유착 여부를 확인하고 시술합니다.

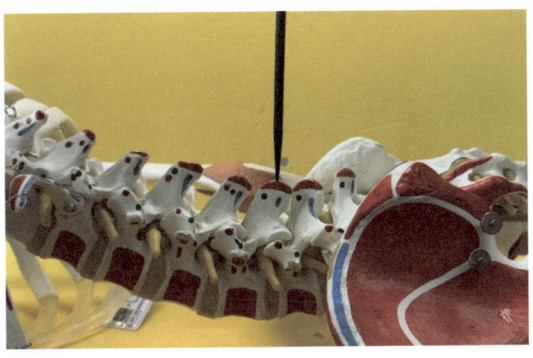

L3 극상인대 자침하는 모습.

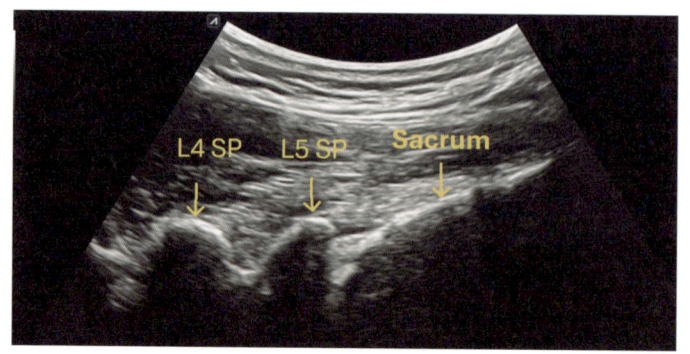

L4 SP(Spinous Process), L5 SP(Spinous Process), Sacrum 천골

ⓑ 후관절(Facet Joint)

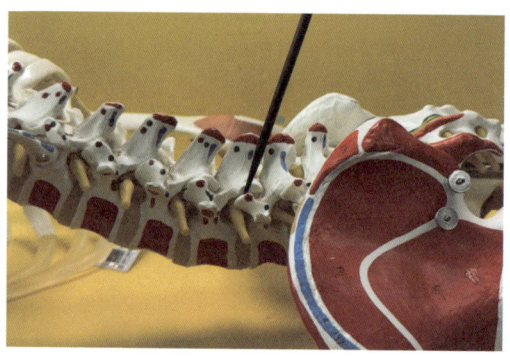

복와위 자세에서 허리는 약간 굴곡된 상태로 유지하기 위해 복부 아래나 서혜부 쪽에 쿠션을 넣어 요추 전만을 줄여 침 삽입 경로 확보합니다. 극돌기(Spinous Process)를 기준으로 1~1.5cm 외측으로 이동합니다. 엄지손가락이나 검지로 후

관절 부위에 수직 압박하면서 환자에게 통증 유발 여부를 확인합니다. 척추 중선에서 내측상방(약 45도) 또는 수직 후 내방으로 접근하며 체형에 따라 3~6cm 깊이로 접근합니다.

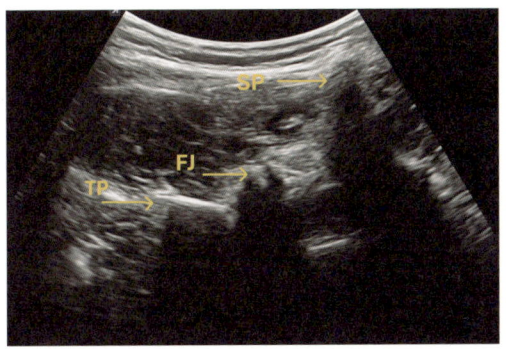

Oblique Axial Image로 SP(Spinous Process), FJ(Facet Joint), TP(Transverse Process)를 한 컷에 담을 수 있다.

ⓒ 신경 압박 지점:

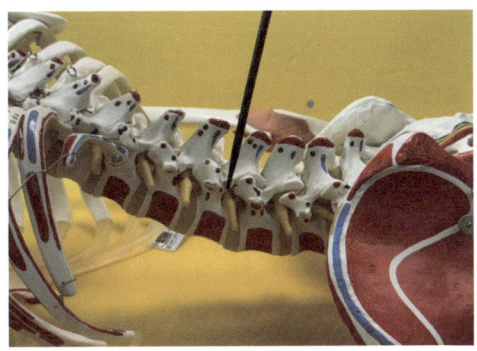

신경근이 탈출한 추간판에 의해 압박된 부위(주로 L4~L5, L5~S1).

복와위 자세에서 허리는 약간 굴곡된 상태로 유지하기 위해 복부 아래나 서혜부 쪽에 쿠션을 넣어 요추 전만을 줄여 침 삽입 경로를 확보합니다. 척추 극돌기(Spinous Process)를 기준으로 1.5횡지 외측으로 이동하면 신경근이 나오는 추간공(Intervertebral Foramen) 부위에 해당합니다. 이 부위에서 상관절돌기와 횡돌기 사이의 오목한 홈(Paraspinal gutter)을 촉진하면서 압통, 방사통 또는 전기가 오는 듯한 자극 여부를 확인합니다. 이는 해당 신경근의 병변 여부를 평가하는 중요한 기준이 됩니다.

침은 척추 중선에서 약간 내측상방 또는 수직 방향으로 자입하며, 자입 깊이는 평균 4~6cm (근육량에 따라 차이 있음)로 조절하여 추간공 근처 신경근 주위 조직까지 도달하도록 합니다. 지나치게 깊게 자입하면 경막외공간이나 신경 뿌리를 직접 자극할 수 있으므로, 방사통이 강하게 유발되면 깊이를 조절합니다.

초음파 유도하 시술(필수는 아니지만 권장):
초음파 유도하 시술은 정확히 유착 부위를 확인하고 안전하게 시술할 수 있는 방법으로 권장됩니다.

③ 주의점

- 급성기 환자: 심한 염증 상태에서는 강한 자극보다는 통증 완화와 순환 촉진을 우선.

- 신경학적 결손 환자: 진행된 신경 손상은 외과적 치료와 병행 고려.
- 지속적인 관리: 침도 치료 후 근·신경 재활 운동 병행.

④ 치료 전략

ⓐ 한약:
- 방제 추천: 오적산(온보하면서 혈류 순환을 개선), 보중익기탕(허증 동반 시).
- 염증 억제와 조직 재생 촉진.

ⓑ 재활 운동:
- 코어 안정화 운동 및 척추 주위 근육 강화.
- 복강내압 훈련을 통해 허리 안정성 증대.

ⓒ 추나요법 및 약침 병행:
- 척추 정렬 교정과 더불어 염증 부위 완화.

2) 요추 척추관 협착증(Lumbar Spinal Stenosis)

(1) 정의 및 병리기전

요추 척추관 협착증은 척추관(Spinal Canal), 신경근관(Foraminal Canal), 또는 추간공(Intervertebral Foramen)이 좁아져 신경 조직(척수 또는 신경근)을 압박하여 증상이 발생하는 질환입니다. 주로 퇴행성 변화로 인해 발생하며, 보행 시 증상이 심해지는 신경인성 파행(Neurogenic Claudication)을 특징으로 합니다.

(2) 원인

퇴행성 변화: 황색인대 비후(Ligamentum Flavum Hypertrophy)는 척추관을 좁히는 주요 원인 중 하나입니다. 또한, 후관절 관절염과 골극(Osteophyte) 형성이 발생하며, 추간판의 높이가 감소하거나 후방으로 이동하여 척추 안정성을 저하시킬 수 있습니다. 복강내압의 약화도 중요한 원인으로 작용합니다.

선천적 요인: 척추관이 선천적으로 협소한 경우, 추간판 탈출증의 발병 위험이 커질 수 있습니다.

외상: 척추 골절이나 탈구와 같은 외상은 추간판 구조를 손상시켜 질환의 원인이 될 수 있습니다.

수술 후 변화: 유착 및 반흔 조직 형성이 수술 후 발생하여 척추관 협착 및 신경 압박을 초래할 수 있습니다.

(3) 주요 증상

신경인성 파행, 허리 및 다리 통증, 감각 및 운동 장애, 대소변 장애:

일정 거리 이상 보행할 경우 허리와 다리에 통증, 저림, 피로감이 발생하며, 전방 굴곡 자세를 취하면 척추관이 확장되어 증상이 완화됩니다. 통증은 허리에서 시작하여 엉덩이, 대퇴부, 종아리, 발까지 방사되며, 환자의 일상적인 활동을 제한합니다. 하지의 무력감과 저린 감각이 동반되며, 지속적인 통증으로 인해 운동 능력이 저하될 수 있습니다. 질환이 심각한 경우, 척수마비 증후군(Cauda Equina Syndrome)으로 진행되어 대소변 장애가 나타날 수 있습니다.

(4) 진단

MRI를 활용해 황색인대 비후와 척추관의 협착 정도를 확인하며, CT를 통해 골극 형성과 뼈 구조를 평가합니다. 이를 통해 질환의 원인을 정확히 파악하고 적절한 치료 계획을 세울 수 있습니다. 병력 청취 및 이학적 검사 중 직거상 검사(Straight Leg Raise Test)와 후방 신전 검사(Extension Test)를 통해 신경근 압박 여부를 평가합니다.

(5) 치료 포인트

① 치료 원리

온열치료는 협착을 유발하는 연부조직(특히 황색인대)과 주변 조직의 유착 및 비후 사이의 허혈을 해결하여 신경 압박을 줄이고 척추관을 확장하는 데 목적이 있습니다.

온열 자극은 모세혈관과 말초혈관 확장을 유도하여 해당 부위에 산소와 영양 공급을 증가시키고, 허혈로 인한 대사

산물 축적을 제거해 줍니다. 열 자극은 조직의 ATP 생성과 효소 활성을 증가시켜, 세포의 회복 능력과 대사 속도를 향상시킵니다.

침도 치료는 유착된 조직을 박리하고 국소 압박을 완화하는 비수술적 방법으로, 황색인대 비후로 인한 척추관 협착을 개선하는데 효과적입니다. 국소 온열 자극은 해당 부위의 혈류를 증가시켜 인대와 주변 조직의 대사를 촉진합니다. 이는 비후된 황색인대의 긴장을 완화하고, 염증 매개물의 제거를 돕습니다.

더 나아가, 열로 인한 혈류 증가는 주변 신경근의 압박을 줄이고, 조직의 치유를 가속화합니다.

② 황색인대에 대한 치료 접근
  ⓐ 황색인대의 해부학적 위치
   • 척추관 후벽을 이루는 구조물로, 척추 후궁 사이에 위치.
   • 허리 부위에서는 주로 L4~L5, L5~S1 부위에서 비후와 협착이 발생.

ⓑ 접근 포인트

i. 후궁 간 접근(Interlaminar Approach):

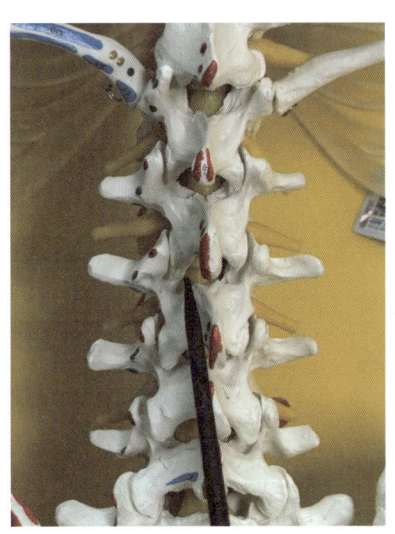

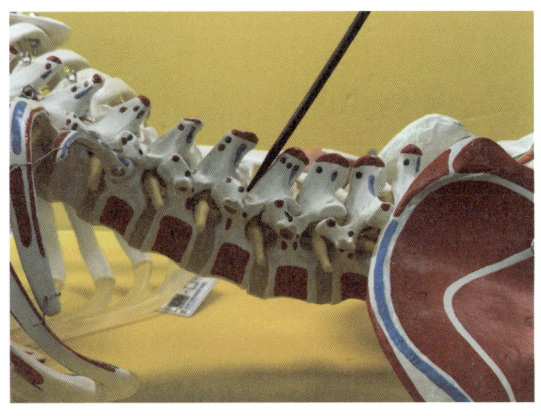

복와위 자세에서 허리는 약간 굴곡된 상태로 유지하기 위해 복부 아래나 서혜부 쪽에 쿠션을 넣어 요추 전만을 줄여 침 삽입 경로를 확보합니다. 척추 극돌기(Spinous Process) 중앙을 기준으로 극돌기 하단과 하위 극돌기 상단 사이의 오목한 부위, 즉 후궁간 공간(interlaminar space)의 황색인대가 위치한 부위를 찾습니다. 이 부위를 엄지손가락이나 검지로 깊게 수직 압박하면 묵직하거나 타는 듯한 느낌의 압통이 유발되며, 이는 인대 비후나 유착, 협착 소견이 있는 경우 잘 나타납니다.

침은 척추 중선 정중앙에서 수직 방향 또는 약간 내측상방(5~10도)으로 자입하며, 체형과 피하지방 두께에 따라 4~6cm 깊이로 진입합니다. 자입 도중 황색인대에 도달하면 뚝 꺾이듯 들어가는 느낌이나 저항 후 이완감이 나타나며, 경막외 공간에 도달하지 않도록 조심스럽게 깊이 조절이 필요합니다.

- 황색인대가 후궁 사이에 있으므로, 후궁 간 접근으로 비후된 조직에 직접 자극.
- 초음파 유도하 접근을 통해 안전하고 정밀한 시술 가능.

ii. 극돌기 간 접근(Interspinous Approach):

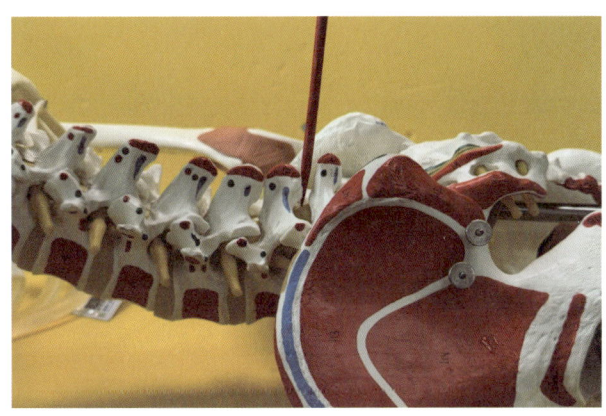

- 극돌기와 극간인대(Interspinous Ligament) 사이를 통해 접근.
- 유착된 극간인대를 박리하며 황색인대까지 치료.

iii. 후관절 주변 조직 이완:

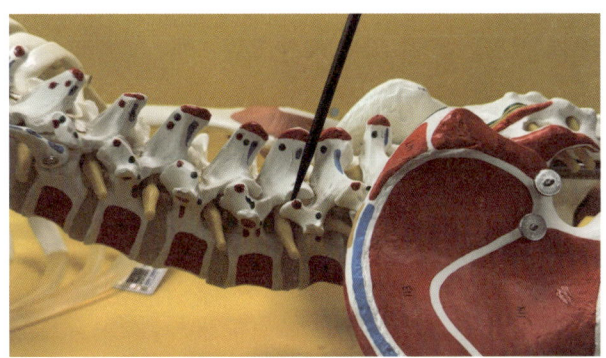

- 황색인대 비후는 후관절의 염증과도 연관되므로, 후관절 주위 근육(다열근, 척추기립근)을 완화.

③ 주의점
- 초음파 유도 사용: 황색인대 접근 시 척수와 신경근 손상을 방지하기 위해 필수적.
- 급성기 염증: 염증이 심한 경우 물리치료와 약물치료로 염증을 먼저 조절.
- 척추관 협착증 말기: 신경 압박이 심한 경우 수술적 치료를 병행할 필요 있음.

④ 치료 전략
   ⓐ 한약:
   - 염증 억제 및 혈류 개선을 위해 오적산, 독활기생탕 등을 활용.

   ⓑ 재활 운동:
   - 코어 강화 및 복강내압 훈련을 통해 척추 안정성 회복.

   ⓒ 추나요법:
   - 척추 정렬 개선과 관절 가동 범위 확보.

ⓓ 약침 병행:

- 염증 감소 및 통증 완화.

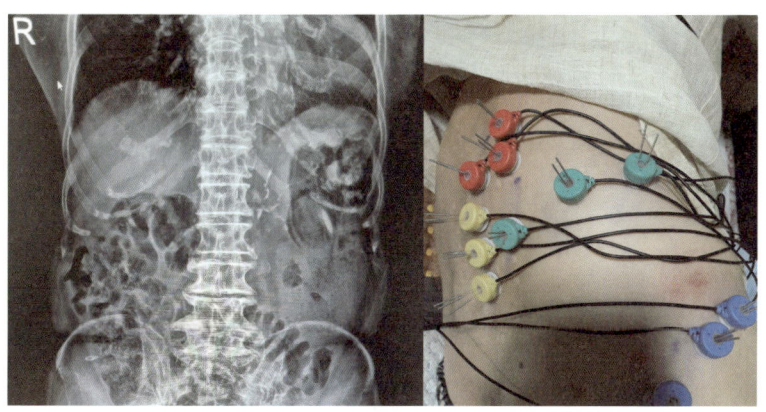

척추관 협착증 환자에게 한 포인트에 여러 개의 침을 넣는 점(點)밀집형으로 자침한 모습.

3) 후관절 증후군(Facet Joint Syndrome)

(1) 정의 및 병리기전

후관절 증후군은 척추 후관절(제3관절)이 손상되거나 퇴행성 변화로 인해 발생하는 통증 증후군입니다. 후관절은 척추의 움직임을 안정화하고 지지하는 역할을 하며, 퇴행성 관절염, 과사용, 외상 등으로 염증과 관절 병변이 생길 수 있습니다.특히, 후관절에서 발생하는 통증은 **추간판 질환(디스크)**과 유사해 오진되기 쉽습니다.

(2) 원인

퇴행성 변화, 과사용, 외상, 자세 문제:
나이가 들면서 후관절의 연골이 점차 마모되고, 관절 간격이 좁아지게 됩니다. 이러한 변화는 골극(osteophyte) 형성과 함께 염증을 유발하며, 척추의 안정성을 저하시킬 수 있습니다. 과도한 허리의 굴곡 및 신전 동작이나 무리한 체중 부하는 척추 구조에 부담을 가중시켜 손상을 초래할 수 있습니다. 반복적인 과사용은 척추의 퇴행성을 가속화할 수 있는 주요 요인입니다. 갑작스러운 충격이나 만성적인 미세 손상은 척추의 조직과 관절에 직접적인 손상을 일으켜 기능적 장애를 초래할 수 있습니다. 외상 후 적절히 관리되지 않으면 만성적인 문제로 이어질 가능성이 있습니다. 허리 과신전(lordosis)과 같은 잘못된 자세는 척추의 부하를 비정상적으로 증가시켜 관절과 디스크에 지속적인 스트레스를 가하게 됩니다. 이는 시간이 지남에 따라 퇴행성과 통증을 유발할 수 있습니다.

(3) 주요 증상

① 국소 허리 통증: 허리 양옆에서 주로 발생하며, 무거운 느낌과 뻐근함을 호소하는 경우가 많습니다. 이는 환자들에게 일상생활에서 상당한 불편함을 초래할 수 있습니다.

② 방사통:
- 디스크와는 달리 방사통이 허벅지나 무릎 위쪽에서 멈추

는 경우가 많음.

③ 움직임에 따른 통증 변화:
- 신전(extension) 시 통증이 악화하고 굴곡 시 완화.
- 측굴(side bending) 시 압박되는 쪽에서 통증 발생.

④ 조조강직:
- 아침에 허리가 뻣뻣하고 움직이기 어려움.

⑤ 촉진 시 통증:
- 후관절 부위를 손으로 눌렀을 때 국소 통증 유발.

(4) 진단
① 이학적 검사:
- Kemp's Test: 허리를 신전-측굴-회전시키며 후관절 통증 여부 확인.
- Extension-Rotation Test: 신전과 회전 동작 시 통증 유발.

② 이미징 검사:
- X-ray, CT: 후관절 간격 감소, 골극 형성 확인.
- MRI: 연부 조직 및 후관절 관절낭 확인.

③ 치료적 주사:
- 후관절에 국소 마취제를 주입해 통증 완화 여부 확인.

후관절 증후군과 디스크의 차이점

구 분	후관절 증후군	디스크 질환
통증 위치	국소 허리 통증, 방사통은 대퇴부까지 주로 나타남	방사통이 종아리, 발까지 이어질 수 있음
통증 유발 동작	신전 및 측굴 시 악화	굴곡, 앉기 자세에서 악화
조조강직	흔히 나타남	상대적으로 드물게 나타남
신경학적 결손	거의 없음	감각 이상, 근력 약화, 반사 감소 가능

(5) 치료 포인트

① 치료 원리
- 후관절 주변 유착 및 긴장된 연부조직을 박리.
- 관절낭 및 후관절 주변 염증 감소.
- 후관절의 과사용으로 인한 근막 긴장 완화.

② 주요 치료 부위

ⓐ 후관절 관절낭(Facet Joint Capsule):
- 후관절 부위를 초음파로 확인한 후 관절낭과 주변 조직의 유착 제거.

ⓑ 극간인대(Interspinous Ligament):
- 후관절과 인접한 극간인대의 긴장 및 유착 제거.

ⓒ 다열근(Multifidus):
- 후관절 안정성을 담당하는 주요 근육으로 긴장을 완화.

ⓓ 요방형근(Quadratus Lumborum): 제3요추 횡돌기 치료 방식과 동일합니다.
- 측굴 시 후관절 압박에 관여하는 근육으로 긴장을 이완.

ⓔ 장요근(Iliopsoas):

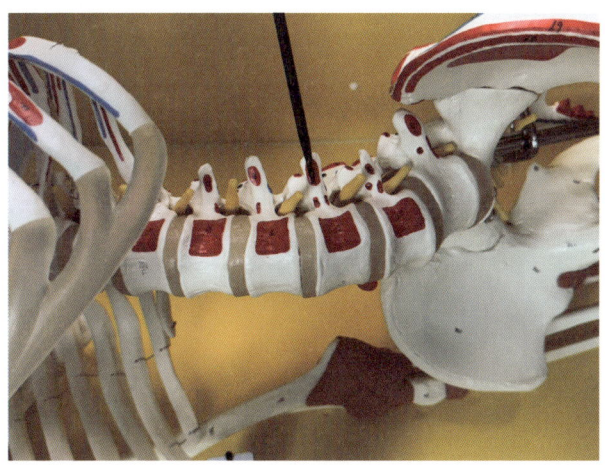

제3요추 횡돌기에서 안쪽으로 더 들어가는 접근법으로 환자가 측면으로 누워있는 상태에서 접근하는 방법임.

- 과신전 유발 시 후관절에 영향을 줄 수 있으므로 이완 필요. 복와위 또는 측와위 자세에서 허리는 약간 굴곡된 상태로 유지하기 위해 복부 아래 또는 서혜부 쪽에 쿠션을 넣어 요추 전만을 줄여 침 삽입 경로를 확보합니다. 극돌기(Spinous Process)를 기준으로 4~5cm 외측으로 이동하면 장요근이 위치하는 깊은 복벽 안쪽 경로와 일치합니다. 해당 부위에서 배측 장요근 위에 위치한 복횡근/내복사근/외복사근 층을 따라 깊숙이 자입해야 하며, 압진 시 복부 깊숙이 눌렀을 때 장요근이 긴장되거나 압통이 느껴지면 병소를 의심할 수 있습니다.

  침은 척추와 거의 평행하게 수직 또는 약간 내측방향으로 자입하며, 체형에 따라 6~9cm 깊이로 진입하여 장요근 앞쪽 또는 내측면에 접근합니다. 침선은 대개 L2~L4 횡돌기 앞쪽을 따라가며, 척추신경의 전지(branch)들이 장요근을 관통하거나 지나가는 부위까지 도달합니다. 해당 부위에서 환자가 저림, 묵직함, 복부 당김을 느낄 수 있습니다.

③ 시술 기술
  ⓐ 근막 박리

④ 주의점
  - 급성기 통증: 염증이 심한 경우 침도 치료를 신중히 접근.

- 신경 증상: 방사통이나 신경학적 증상이 심한 경우 추가적인 신경학적 검사를 고려.

치료 과정 요약
  ⓐ 초기 치료:
  - 침도 치료로 유착 제거 및 염증 완화.
  - 약침 및 물리치료로 통증 감소.

  ⓑ 회복기:
  - 코어 안정화 운동 및 체간 유연성 강화.
  - 잘못된 자세 교정과 척추 안정화.

  ⓒ 유지기:
  - 주기적인 재활 운동으로 후관절 안정성 유지.
  - 체중 관리 및 일상생활 자세 개선.

....

4) 제3요추 횡돌기 증후군(L3 Transverse Process Syndrome)
 (1) 정의
   제3요추 횡돌기 증후군은 제3요추 횡돌기(L3 Transverse Process) 부위의 연부조직, 인대, 근육 등의 긴장, 염증, 또는 유착으로 인해 발생하는 통증 증후군입니다. 주로 허리와 골반 부위의 국소적 통증을 유발하며, 대퇴부와 서혜부(inguinal region)로 연관통이 나타날 수 있습니다. 이는 골반부 및 대퇴부 연관 통증을 동반하는 **기계적 요통(Mechanical Low Back Pain)**의 한 형태로 간주합니다.

(2) 원인
  ① 기계적 스트레스:
   - 잘못된 자세, 무리한 허리 회전 및 측굴.
   - 과도한 요추 신전으로 인해 횡돌기와 인대, 근육의 과부하.

  ② 외상:
   - 넘어짐, 교통사고 등으로 인한 횡돌기 부위의 직접 손상.

  ③ 반복적인 사용:
   - 골프, 테니스, 또는 비대칭적인 동작이 많은 운동.

  ④ 연부조직 손상 및 유착:
   - 횡돌기와 대요근, 요방형근의 과긴장과 염증.

(3) 주요 증상
  ① 국소 통증:
   - 제3요추 횡돌기 주변의 국소적인 통증.
   - 손으로 눌렀을 때 압통이 뚜렷함.

② 연관 통증:
- 허리에서 대퇴부 전방, 서혜부로 방사되는 통증.

③ 근육 경직:
- 요방형근(Quadratus Lumborum), 대요근(Iliopsoas)의 경직 및 긴장.

④ 운동 제한:
- 허리 측굴 및 회전 시 통증 증가.

⑤ 자세 관련 증상:
- 앉아 있거나 장시간 한 자세를 유지하면 증상 악화.

(4) 감별 진단
- 디스크 탈출증(Lumbar Disc Herniation): 신경학적 결손이나 하지 방사통 동반.
- 후관절 증후군(Facet Joint Syndrome): 척추 후방 부에서 발생하는 통증.
- 장요근 증후군(Iliopsoas Syndrome): 대퇴 전방부로 연관 통증.
- 골반염증(Pelvic Inflammatory Conditions): 내부 장기 관련 통증.

(5) 치료 포인트

① 치료 전략

ⓐ 유착 제거:
- 횡돌기 주변 요방형근, 대요근의 과긴장 및 유착을 침도 치료로 제거.
- 초음파 유도를 활용하여 횡돌기 부위와 주변 구조물의 정밀 치료.
- 온열 자극은 모세혈관과 말초혈관 확장을 유도하여 해당 부위에 산소와 영양 공급을 증가시키고, 허혈로 인한 대사산물 축적을 제거해 줍니다.

ⓑ 근육 이완 및 염증 완화:
- 횡돌기와 연결된 횡돌간인대(Intertransverse Ligament)의 긴장을 줄이고 염증 완화.
- 대요근, 요방형근의 연부조직 이완을 통해 압박 감소.

ⓒ 통증 유발점 치료(Trigger Point Therapy):
- 요방형근과 대요근의 통증 유발점 관리로 근막 긴장을 완화.

ⓓ 후속 치료:
- 약침(봉약침)과 물리치료로 염증과 통증 조절.

- 추나요법으로 척추와 골반의 정렬 회복.

② 주요 치료 포인트

  ⓐ 횡돌기 주변 접근:
  - 제3요추 횡돌기 주변에서 국소 압통점을 찾아 초음파 유도로 정확히 접근.
  - 횡돌기 부위와 횡돌간인대의 유착을 정밀히 분리.

  ⓑ 주변 근육 치료:
  - 요방형근(Quadratus Lumborum): 허리의 측굴과 회전에 중요한 근육.
  - 대요근(Iliopsoas): 횡돌기에 부착되어 있으며, 과긴장 시 통증을 유발.
  - 장요근(Psoas Major): 근육의 유착과 간장을 침도 치료로 이완.

  ⓒ 횡돌간인대(Intertransverse Ligament):
  - 제3요추 횡돌기와 상하 횡돌기를 연결하는 인대의 긴장도 완화, 염증 및 주변 모세혈관과 말초혈관 확장을 유도.

복와위 자세에서 허리는 약간 굴곡된 상태로 유지하기 위해 복부 아래나 서혜부 쪽에 쿠션을 넣어 요추 전만을 줄여 침 삽입 경로를 확보합니다. 극돌기(Spinous Process)를 기준으로 3.5~4.5cm 외측으로 이동하면 **횡돌기 사이 공간(Intertransverse space)**에 해당하며, 이 부위에 위치한 횡돌기 간 인대가 대상이 됩니다. 이 영역은 촉진 시 깊은 측방 압통이 느껴지며, 특히 측굴 시 불편함이 동반되는 경우 횡돌기 간 인대의 유착이나 염좌를 의심할 수 있습니다.

해당 부위를 엄지손가락이나 검지로 깊게 수직 압박하면서 환자에게 통증 유발 여부를 확인합니다. 침은 척추 중선에서 **측방 수직 또는 약간 내측 상방 방향(약 30도)**으로 자입하며, 체형에 따라 4~6cm 깊이로 횡돌기 사이 인대 조직에 도달할 수 있도록 합니다. 자입 시 골성 저항 없이 근육성 저항을 지나, 조직 저항이 약간 단단하게 느껴지는 부분에서 약간의 탄력이 있는 섬유질 감촉이 인대로 추정됩니다.

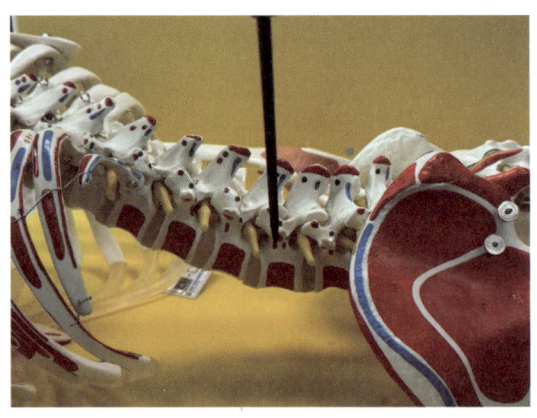

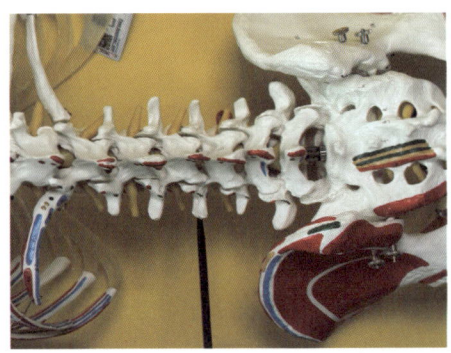

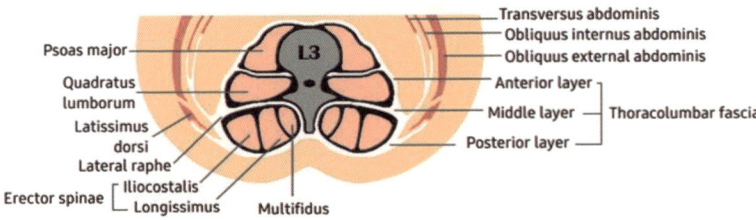

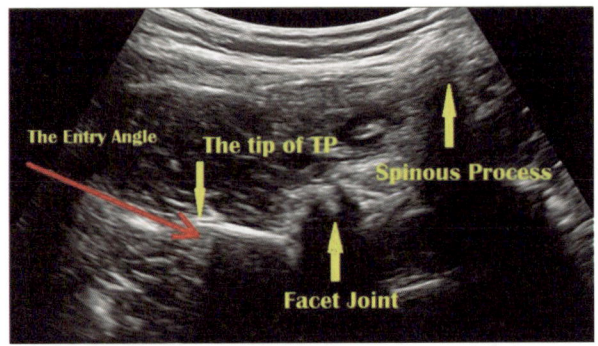

ⓓ 극간인대 및 후관절:

- 필요시 후관절 부위와 극간인대의 연관된 긴장도 함께 완화.

(6) 재활 및 기능적 접근

국소 근육이 제대로 활성화되지 않을 경우, 글로벌 근육(요방형근, 장골근 등)이 과도하게 활성화되어 보상작용을 일으킵니다. 이러한 보상작용은 L3 횡돌기 주변의 조직에 지속적인 기계적 스트레스를 가하고, 국소적인 염증 및 통증을 유발합니다.

① 코어 안정화 훈련:
- 횡돌기 주변의 근육 안정성을 강화.
- 복횡근, 다열근, 골반기저근을 활성화.

② 유연성 및 가동성 강화:
- 요방형근, 대요근 스트레칭으로 근육 긴장을 완화.
- 허리와 골반의 유연성 증대를 위해 동적 스트레칭(Dynamic Stretching) 활용.

③ 자세 교정:
- 허리 과신전 및 비대칭 자세 교정을 통해 재발 방지.

④ 협응 훈련
- 흉추와 요추의 연결성을 고려한 가동성 및 안정성 훈련.
- 적절한 골반 기울기 유지와 기능적 체간 움직임 훈련.

치료 과정 요약

① 초기 관리:
- 침도/온열치료로 횡돌기 주변 연부조직의 혈액순환 증가.
- 약침 및 물리치료로 염증과 통증 관리.

② 회복 단계:
- 코어 안정화와 유연성 강화를 병행.
- 척추와 골반의 기능적 움직임 회복.

③ 유지 및 예방:
- 주기적인 자세 점검과 재활 운동.
- 반복적인 허리 스트레스와 잘못된 운동 습관 교정.

4. 골반부

1) 천장관절염(Sacroiliitis)

(1) 정의 및 병리기전

천장관절염은 천장관절(Sacroiliac Joint)에 염증이 발생하여 통증과 운동 제한을 유발하는 질환입니다. 천장관절은 척추와 골반을 연결하며, 체중 부하와 충격 흡수를 담당합니다. 염증성 관절염(강직성 척추염 등), 외상, 또는 기계적 과부하로 인해 천장관절에 염증과 통증이 생길 수 있습니다.

(2) 원인

① 염증성 질환:
- 강직성 척추염(Ankylosing Spondylitis), 건선성 관절염 (Psoriatic Arthritis) 등.

② 기계적 스트레스:
- 잘못된 자세, 반복적 체중 부하, 운동 부상.

③ 외상:
- 넘어짐, 교통사고로 인한 천장관절 손상.

④ 임신 및 출산:
- 여성에서 호르몬 변화와 체중 증가로 인한 관절 불안정성.

⑤ 감염:
- 드물지만 세균 감염(결핵, 브루셀라 등)으로 발생.

참고) SIJ 불안정 – 코어 안정성이 약화되면 생기는 현상.

⑥ 복횡근 기능 저하 → 복압 유지 실패 → SIJ 압박력 감소 → 관절 미세 이완 증가 → 통증 발생.

⑦ 특히 한쪽 복횡근이 비대칭적으로 기능할 경우, 한쪽 SIJ에

과도한 전단력(shear force)이 작용해 한쪽 골반의 앞 경사나 후 경사를 초래하고, 반복적인 통증 사이클이 발생합니다.

⑧ 복횡근이 수축하면, 장골과 천골 사이의 접합부를 내측으로 끌어당기며 압박력(compression)을 증가시켜 SIJ를 안정화(AL (Anterior Layer), ML (Middle Layer), PL (Posterior Layer) 구조적 이해 참고).

(3) 주요 증상
① 통증:
- 천장관절 부위(엉치뼈와 골반 사이)에 국소 통증.
- 대퇴부 후면, 둔부, 허벅지까지 방사통 가능.

② 운동 제한:
- 골반 움직임과 허리 회전 시 통증 증가.

③ 자세 문제:
- 오래 앉아 있거나 서 있으면 통증 악화.

④ 압통:
- 천장관절 부위의 국소 압통.

⑤ 신경 증상:
- 심한 경우 좌골신경통과 유사한 증상.

(4) 진단

① 이학적 검사:
- Patrick's Test(FABER Test): 엉덩이를 외회전, 외전시켜 통증 여부 확인.
- Gaenslen's Test: 골반 회전 시 통증 평가.
- Compression Test: 골반 압박으로 통증 확인.

② 영상 검사:
- X-ray, CT: 관절강 축소, 골극 형성 확인.
- MRI: 관절염과 주변 연부조직 염증 확인.

③ 혈액 검사:
- 염증성 관절염 감별을 위한 ESR, CRP, HLA-B27 검사.

(5) 기능 재활 관점의 치료 포인트

① 치료 목표
- 천장관절의 안정성 확보.
- 비정상적인 움직임 패턴 교정.
- 염증과 통증 감소.

② 치료 포인트

    ⓐ 천장관절 주변 주요 치료 부위

      i. 천장관절인대 (Sacroiliac Joint Ligament):

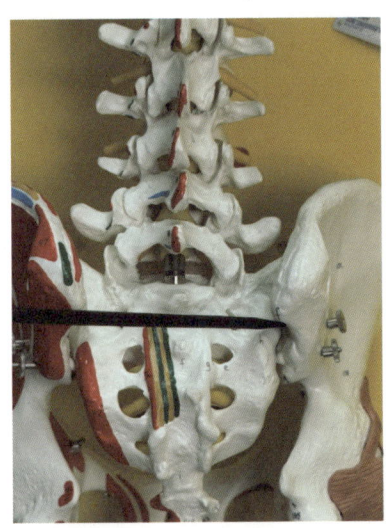

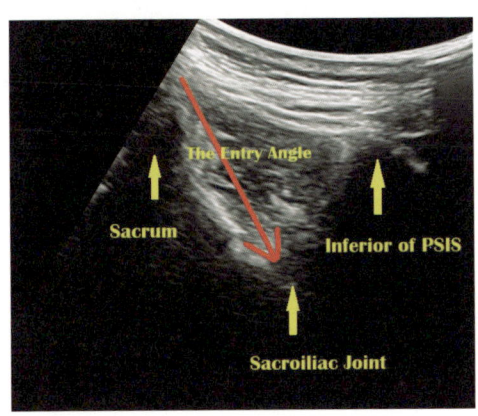

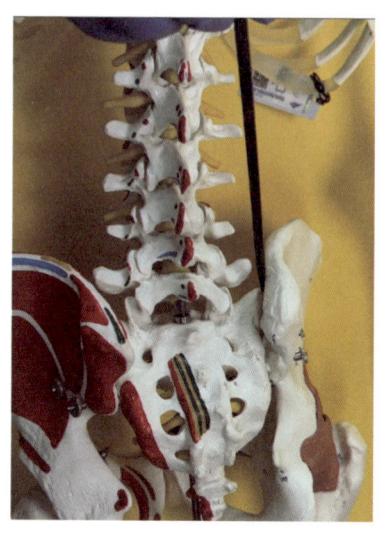

- 천장관절 후방을 이루는 주요 인대로, 유착 및 염증이 발생하기 쉬움.
- 초음파 유도로 정밀하게 접근.

ii. 요방형근(Quadratus Lumborum):
- 천장관절 안정성과 연관된 근육으로 과긴장 시 통증 유발.

iii. 대둔근(Gluteus Maximus) 및 중둔근(Gluteus Medius):
- 둔부의 주요 근육으로 천장관절의 안정화에 기여.

iv. 장요근(Iliopsoas):
- 천장관절 과부하를 완화하기 위해 긴장 감소 필요.

v. 이상근(Piriformis):
- 좌골신경과 연관된 근육으로 이완이 중요.

(6) 주의 사항
- 급성기 염증에서는 지나친 기계적 자극을 피하고 보조적인 물리치료 병행.
- 초음파 유도하 침도 치료로 정밀도를 높여 신경 손상 방지.

▶ 치료 과정 요약

① 초기 관리:
- 침도 치료로 유착 및 염증 완화.
- 약침, 물리치료 병행으로 통증 조절.

② 회복 단계:
- 골반 안정화 운동과 유연성 강화.
- 자세 교정을 통해 재발 방지.

③ 유지 및 예방:
- 주기적인 재활 운동과 골반 정렬 유지.

- 체중 관리와 올바른 자세 습관.

▶ **장요인대 염좌**

복와위 자세에서 허리는 약간 굴곡된 상태로 유지하기 위해 복부 아래나 서혜부 쪽에 쿠션을 넣어 요추 전만을 줄여 침 삽입 경로를 확보합니다. L4~L5 횡돌기와 장골능(iliac crest) 사이의 연결부를 촉진하여 장요인대가 주행하는 경로를 찾습니다. 일반적으로 L5 횡돌기에서 장골능 후내측 방향으로 강한 섬유질 구조가 만져지며, 깊게 눌렀을 때 국소 압통 또는 방사통이 유발되는 경우 병소 의심 부위로 설정합니다.

자입 위치는 후장골극(PSIS)에서 내측상방 2~3cm, 혹은 L5 횡돌기에서 외하방으로 떨어진 부위입니다. 침은 횡돌기와 장골능 사이 인대를 따라 내측하방 또는 수직 방향으로 자입하며, 자입 깊이는 체형에 따라 4~6cm입니다. 자입 시 강한 섬유 저항감이 느껴지는 부분이 장요인대이며, 통증 유발점에 정확히 자극되면 국소 심부통 또는 고관절, 장골 주위 당김이 나타날 수 있습니다.

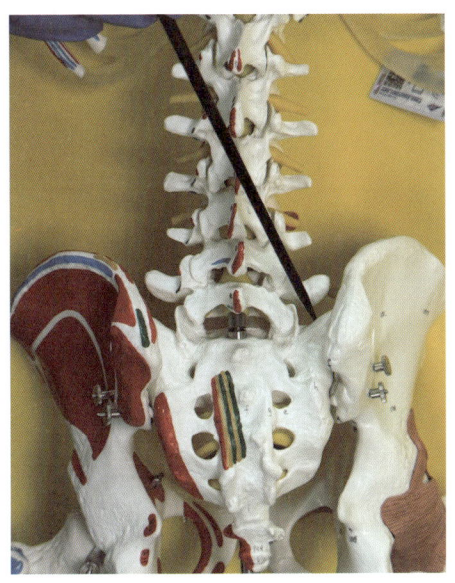

2) 좌골신경통(Sciatica)

(1) 정의

좌골신경통은 좌골신경(Sciatic Nerve)이 압박, 염증, 또는 손상돼 허리에서 엉덩이, 허벅지 뒤쪽, 종아리, 발까지 통증이나 신경학적 증상을 유발하는 질환입니다. 좌골신경은 인체에서 가장 긴 신경으로, 요추(L4~S3)에서 시작하여 다리로 내려갑니다.

(2) 원인

① 추간판탈출증(Herniated Disc):
- 추간판이 돌출되어 신경근을 압박.

② 척추관 협착증(Spinal Stenosis):
- 신경 통로가 좁아져 좌골신경 압박.

③ 이상근 증후군(Piriformis Syndrome):
- 좌골신경이 이상근에 의해 눌려 발생.

④ 후관절 증후군(Facet Joint Syndrome):
- 후관절의 염증이나 비후로 신경 자극.

⑤ 골반 기형 또는 유착:
- 골반 내 유착이나 골격의 변형.

⑥ 외상:
- 골반, 허리의 외상으로 신경 손상.

⑦ 종양 또는 감염:
- 드문 경우로 신경 압박의 원인이 될 수 있음.

(3) 주요 증상
① 통증:
- 허리에서 시작하여 엉덩이, 허벅지 뒤쪽, 종아리, 발까지 방사통.

- 주로 한쪽에 발생하며, 앉거나 서있을 때 악화.

② 감각 이상:
- 저림, 화끈거림, 또는 감각 저하.

③ 운동 약화:
- 발목, 발가락을 들기 어려움.

④ 특징적인 자세 변화:
- 통증 완화를 위해 몸을 한쪽으로 기울이는 자세.

⑤ 기침, 재채기 시 통증 증가:
- 복압 상승으로 신경 압박이 증가.

(4) 진단
① 이학적 검사:
- SLR Test(Straight Leg Raise Test): 다리를 들어 올릴 때 통증 유발.
- Patrick's Test(FABER Test): 골반 및 좌골신경 연관 여부 확인.

② 영상 검사:
- MRI: 추간판 탈출 여부와 신경 압박 확인.
- X-ray/CT: 척추 정렬 및 골극 여부 확인.

③ 신경학적 검사:
- 반사, 감각, 근력 테스트로 신경 기능 평가.

(5) 연부조직외과학 관점의 치료 포인트

① 치료 원리
- 좌골신경 주변의 연부조직 유착과 긴장 해소.
- 염증 조직 제거와 신경 압박 감소.

② 침도 치료 포인트

ⓐ 주요 치료 부위

i. 이상근(Piriformis):
- 좌골신경과 밀접하게 연결되어 있어 과긴장이 신경 압박을 유발.

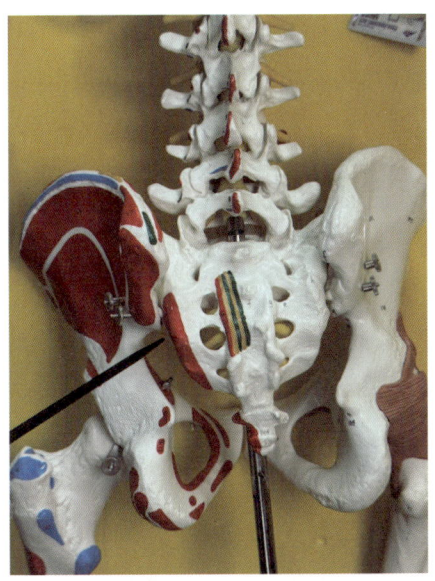

천골 기시부 (Sacral origin)

복와위 자세에서 허리는 약간 굴곡된 상태로 유지하기 위해 복부 아래나 서혜부 쪽에 쿠션을 넣어 요추 전만을 줄여 침 삽입 경로를 확보합니다. 천골부 이상근은 천골(S2~S4) 전면에서 시작하여 큰궁둥구멍(Greater sciatic foramen)을 통해 대전자 방향으로 주행합니다. 자입 지점은 천골 외측연(lateral sacral crest)에서 외하방 2~3cm, 또는 후장골극(PSIS)과 대전자 사이를 이은 선의 중간이 표준 촉진선입니다.

해당 부위를 엄지손가락이나 검지로 깊게 수직 압박하면 둔부 깊숙한 압통 또는 좌골신경 유사 방사통이 유발될 수 있으며, 이는 이상근 긴장이나 신경 포착 가능성을 시사합니다. 침은 수직 또는 약간 외상방 30~45도 각도로 자입, 체형에 따라 4~6cm 깊이로 천장면 이상근에 도달합니다.

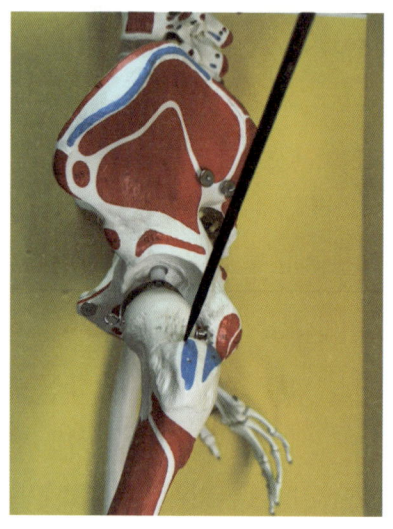

대전자 부착부 (Greater trochanter insertion)

복와위 또는 측와위 자세에서 대퇴를 살짝 내회전시켜 이상근의 장력을 확보합니다. 이상근의 종지부는 **대전자(superior border of greater trochanter)**의 내측 상단이며, 고관절 외회전 근육들이 모두 모여드는 공통 부위입니다. 자입 지점은 대전자 꼭짓점에서 내상방 1~2cm, 또는 고관절 외회전 시 뻣뻣한 부위를 기준으로 촉진합니다.

해당 부위를 깊게 압박하면 국소 압통 또는 고관절 내회전 시 통증이 재현되며, 이는 이상근 부착부 병변(건병증 또는 유착) 가능성을 시사합니다. 침은 수직 또는 약간 내측방으로 자입하며, 자입 깊이는 3~5cm입니다. 자입 시 대전자 골막에 닿기 전 부드럽게 단단한 저항이 느껴지며, 자극 시 둔부~고관절 부위의 깊은 당김이 재현되면 정확한 자입으로 간주할 수 있습니다.

ii. 요방형근(Quadratus Lumborum):
- 허리의 과긴장 완화로 좌골신경 부담 감소.

iii. 둔부 근육(Gluteal Muscles):
- 대둔근, 중둔근의 긴장을 완화해 좌골신경 해방.

iv. 햄스트링(Hamstrings):
- 좌골신경 경로에 영향을 미치는 긴장된 근육.

v. 후관절 및 극간인대:
- 허리에서 신경 압박 해소를 위한 추가적 접근.

③ 접근 기술
　ⓐ 유착 박리:
　　• 초음파 유도하 침도로 좌골신경과 주변 조직의 유착 제거.

　ⓑ 염증 조직 제거:
　　• 염증성 근육 및 인대의 긴장을 완화해 압박 감소.

　ⓒ 근막 이완:
　　• 둔부 및 허리 주변 근막의 긴장을 완화.

④ 주의점
　• 초음파 유도 사용: 신경과 주요 혈관 근처의 시술 안전성 확보.
　• 급성 통증 시 과도한 기계적 자극 피하기.

(6) 약침 및 물리치료 병행
① 약침:
　• 봉약침이나 염증 억제 약침으로 좌골신경 압박 부위 염증 완화.

② 물리치료:
　• 온열 요법으로 혈류 순환 촉진 및 통증 감소.

- 전기 자극으로 근육 긴장 해소.

▶ 치료 과정 요약

① 초기 관리:
- 침도 치료와 약침으로 신경 압박과 염증 완화.
- 물리치료 병행으로 통증 감소.

② 회복 단계:
- 신경 글라이딩과 스트레칭으로 유연성 회복.
- 코어 및 둔부 강화로 신경 재활.

③ 유지 및 예방:
- 주기적인 재활 운동과 자세 교정으로 재발 방지.
- 척추와 골반의 안정성 유지.

3) 골반기저근 증후군

(1) 팔료혈(八髎穴)의 해부학적 위치와 신경 연결

팔료혈은 천골 부위의 8개 주요 혈자리(상료, 차료, 중료, 하료)로 구성되어 있으며, 각각 천골공과 연결된 신경과 연관됩니다. 해당 신경 경로는 다음과 같습니다:

팔료혈	위치	관련 신경	신경 기원 (척추)	기능
상료	S1 천골공	천골신경총(Sacral Plexus)	S1	천골 부위의 신경 자극과 주변 근육 및 인대 조절.
차료	S2 천골공	천골신경총 및 음부신경(Pudendal Nerve)	S2	항문거근 및 골반저근 운동 조절, 배뇨·배변 기능 조절.
중료	S3 천골공	음부신경(Pudendal Nerve), 방광신경	S3	항문거근, 항문외괄약근의 운동 및 감각 신경 조절.
하료	S4 천골공	음부신경(Pudendal Nerve), 천골신경(S4)	S4	골반저근의 깊은 부위와 항문 주변의 감각 및 운동 조절.

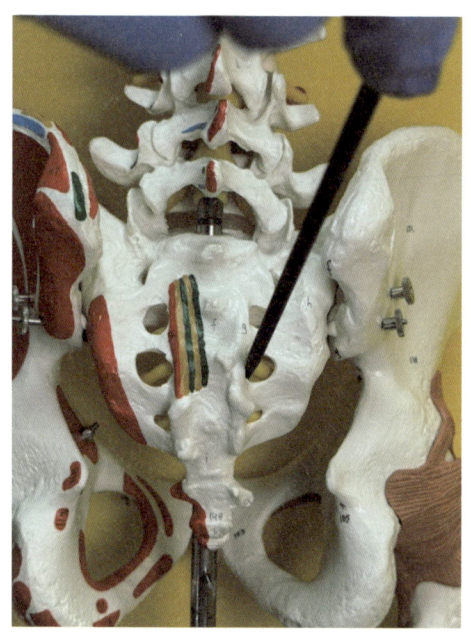

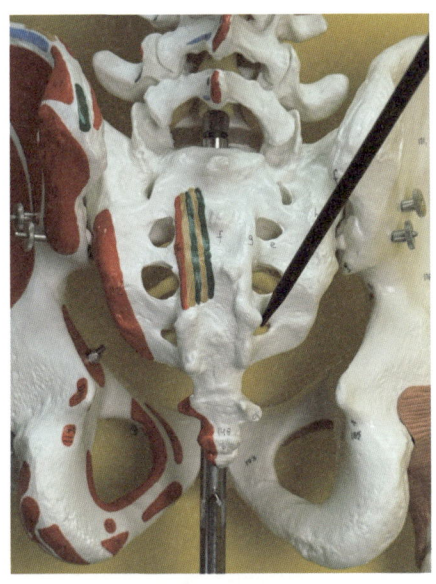

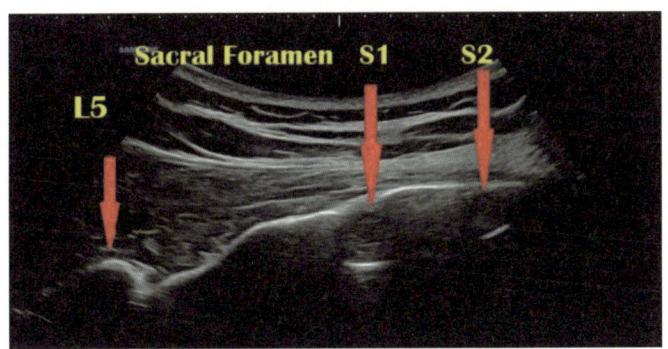

(2) 대소변 문제와 신경근 관점에서의 접근

① 과긴장성 골반저근(Pelvic Floor Hypertonicity)
- 항문거근의 과긴장은 음부신경(Pudendal Nerve)의 과흥분 상태를 유발하며, 이는 천골신경(S2-S4)에서 기원합니다.

- 지속적인 근육 긴장은 항문 및 골반저 부위에 통증을 유발하고, 주변 신경의 압박으로 신경 전도를 방해할 수 있습니다.

② 신경 압박 및 혈류 저하
- 항문거근의 과긴장으로 인해 음부신경과 주변 천골신경총이 압박받으며, 이는 통증 및 골반저근 기능 장애로 이어집니다.
- 혈류 저하는 신경 조직의 산소 및 영양 공급을 제한하여 증상을 악화시킬 수 있습니다.

③ 자율신경계 이상
- 천골 부위는 자율신경계와 연결되어 있어 교감신경과 부교감신경의 불균형이 항문 및 골반저 부위의 통증을 악화시킵니다.

(3) 팔료혈 온열침의 효과
① 신경 자극 및 과긴장 완화
- 온열침은 팔료혈에 열 자극을 가해 천골신경총과 음부신경을 자극합니다.
- 이는 신경 흥분성을 낮추고, 과도한 근육 긴장을 완화해 항문거근의 정상 기능을 회복시킵니다.

② 혈류 개선 및 염증 완화
- 온열 자극은 혈관 확장을 유도하여 신경 조직과 근육의 혈류를 개선하고, 염증 매개 물질의 축적을 줄입니다.

③ 통증 경감
- 온열침은 통증 신호 전달을 억제하고, 내인성 진통 물질(엔도르핀)을 분비하여 항문 및 골반저 부위의 통증을 효과적으로 완화합니다.

④ 자율신경계 조절
- 천골신경총의 자율신경계 기능을 조절하여 골반저 부위의 과긴장과 통증을 줄입니다.

(4) 구체적인 치료 적용 방법
① 팔료혈 적용 부위
- 상료~하료: 항문거근 및 골반저근의 과긴장을 완화하기 위해 각각 온열침을 적용.
- 보조 혈자리: 명문(DU4), 요양관(BL26)을 추가로 자극하여 천골 부위 전체의 신경 기능 회복을 촉진.

② 접근 기술

　ⓐ 유착 박리:
- 초음파 유도하 침도로 항문거근 및 관련 연부조직의 유착을 제거.

　ⓑ 염증 완화:
- 염증 부위의 긴장 감소와 통증 완화를 위해 국소 치료.

　ⓒ 근막 이완:
- 항문거근 주변 근막의 긴장 완화.

③ 약침 병행:
- 봉약침 또는 염증 억제 약침으로 항문거근 주변 염증 감소.

······················

4) 좌골점액낭염(Ischial Bursitis)

(1) 정의

좌골점액낭염은 좌골결절(Ischial Tuberosity) 주변의 점액낭(Bursa)에 염증이 발생하여 통증과 불편감을 유발하는 상태입니다. 좌골 점액낭은 좌골결절 아래에 위치하며, 주로 엉덩이 근육(햄스트링과 둔부 근육)이 좌골결절에 마찰하거나 압박을 받을 때 보호 역할을 합니다. 이 부위의 과도한 사용, 외상, 또는 반복적인 압박이 염증을 일으켜 통증을 초래합니다.

(2) 병리기전

　① 기계적 마찰 및 압박:
　　• 장시간 앉아 있는 자세나 좌골 부위의 지속적인 마찰.

　② 과사용:
　　• 햄스트링 근육의 과도한 사용이나 반복적 손상.

　③ 외상:
　　• 넘어짐이나 좌골 부위 직접 타격.

　④ 연부조직 염증:
　　• 점액낭 주위의 근육 및 건 조직 염증과 유착.

　⑤ 혈류 장애:
　　• 염증으로 인해 좌골결절 주변의 순환이 저하되어 치유 지연.

(3) 주요 원인

　① 장시간 앉아 있는 습관:
　　• 딱딱한 표면에 오래 앉아 있는 자세.

　② 운동 부상:
　　• 달리기, 축구 등에서 햄스트링 과사용.

③ 골반 및 자세 이상:
- 골반 기울기나 하지 길이 차이로 좌골 부위에 과도한 스트레스.

④ 체중 부하 증가:
- 비만으로 인한 좌골 부위의 압박 증가.

(4) 주요 증상

① 국소 통증:
- 좌골결절 부위의 둔통 또는 날카로운 통증.
- 눌렀을 때 압통이 뚜렷함.

② 앉을 때 통증 악화:
- 특히 딱딱한 표면에 앉을 때 통증이 증가.

③ 운동 제한:
- 햄스트링의 스트레칭 또는 수축 시 통증.

④ 방사통:
- 엉덩이에서 대퇴 후면으로 방사되는 통증.

⑤ 부종 및 염증:
- 좌골결절 주변의 국소적 부종이나 열감.

(5) 진단

   ① 이학적 검사:
- 좌골결절 부위 압통 확인.
- 햄스트링 스트레칭 검사에서 통증 유발 여부 평가.

   ② 영상 검사:
- MRI: 점액낭 염증과 부종 확인.
- 초음파: 좌골 점액낭의 염증 및 액체 축적 여부 확인.

   ③ 병력 청취:
- 오래 앉아 있는 습관, 운동 부상 등 확인.

(6) 치료 포인트

   ① 치료 원리
- 좌골결절 주변 점액낭 및 연부조직의 유착 제거.
- 염증 조직 완화와 혈류 순환 촉진.
- 좌골 부위 근육과 건의 기능적 긴장 해소.

   ② 치료 포인트

     ⓐ 주요 치료 부위

     좌골결절 주변 점액낭(Bursa): 복와위 또는 측와위 자세에서, 고관절의 긴장을 줄이고 좌골결절 주변 연부조직에 접근하기 위해 무릎 아래에 작은 쿠션을 받쳐 고관절을 약간 굴곡시킵니다. 좌골 점액낭은 좌골결절(Ischial tuberosity)의 후하방에 위치하며, 햄스트링 기시부 바로 아래에서 천층과 심층 점액낭으로 구성됩니다. 촉진 시 둔부 하단에서 단단한 좌골결절이 만져지며, 그 아래로 부드럽고 압통이 느껴지는 부위가 점액낭입니다.

엄지손가락이나 검지로 좌골결절 하단을 수직으로 압박하면 통증이 유발되며, 오래 앉은 후 통증이 심해지는 경우 좌골 점액낭염을 의심할 수 있습니다. 자입 지점은 좌골결절의 중앙 또는 약간 하방 1~2cm 부위이며, 침은 둔부 피하조직을 따라 수직 방향으로 자입합니다. 체형에 따라 4~6cm 깊이로 점액낭 주위에 도달하며, 자입 시 저항 없이 약간의 부드러운 유동감 있는 조직 저항을 느끼는 부분이 점액낭 공간입니다.

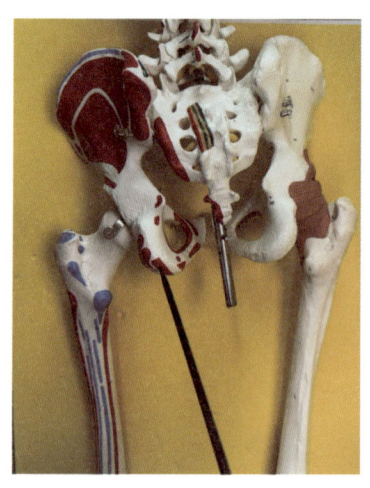

i. 좌골결절 부위(Ischial Tuberosity). 점액낭의 염증 완화.

ii. 햄스트링 건(Hamstring Tendons): 좌골결절과 연결된 긴장된 건의 긴장 완화.

iii. 둔부 근육(Gluteal Muscles): 대둔근, 중둔근의 긴장 완화로 좌골 부위 압박 감소.

iv. 요방형근(Quadratus Lumborum): 좌골 부위로 전달되는 스트레스를 줄이기 위해 이완.

v. 좌골신경(Sciatic Nerve): 신경과 근육 사이 유착 제거로 신경 압박 해소.

ⓑ 접근 기술
- 유착 박리:
  · 초음파 유도하 침도로 점액낭과 주변 근육의 유착 제거.

- 근막 이완:
  · 둔부와 햄스트링의 근막 긴장을 완화.

- 염증 완화:
  · 염증 부위의 부종을 줄이고 통증 완화.

ⓒ 약침 병행:
- 봉약침이나 염증 억제 약침으로 좌골 부위 염증 감소.

③치료 과정 요약

    ⓐ 초기 관리:
- 침도 치료로 좌골 부위 유착 제거 및 염증 완화.
- 약침 및 물리치료 병행으로 통증 감소.

    ⓑ 회복 단계:
- 햄스트링 스트레칭과 둔부 강화 운동.
- 체중 분산 훈련 및 자세 교정.

    ⓒ 유지 및 예방:
- 주기적인 운동과 자세 점검으로 재발 방지.
- 쿠션 사용 및 딱딱한 의자 회피.

▶ 요방형근, 장요근 긴장 및 천장관절 불안정 증상과 복횡근/복사근 치료의 연관성: AL, ML, PL 관점

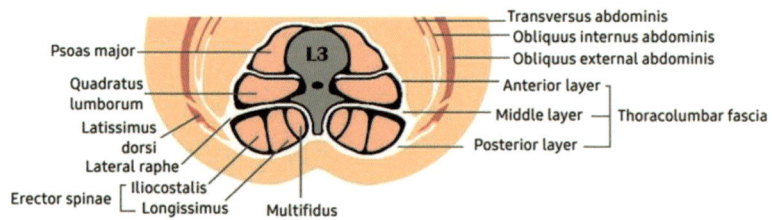

1. AL (Anterior Layer), ML (Middle Layer), PL (Posterior Layer) 구조적 이해
- 골반과 척추를 안정화하는 근막층과 근육의 기능적 협응은 허리 안정성과 천장관절(SI Joint) 안정성에 매우 중요한 역할을 합니다.
- 요방형근(Qualdratus Lumborum), 장요근(Iliopsoas), 복횡근(Transverse Abdominis), 복사근(Oblique Abdominis) 등은 AL, ML, PL을 통해 서로 긴밀히 연결되어 있습니다.

2. AL (Anterior Layer): 복부와 장요근 중심
- AL은 복횡근과 장요근을 포함하여 앞쪽에서 요추와 골반을 안정화합니다.

- 장요근 긴장:
    - 장요근은 골반 전방경사를 유발하며 복횡근의 적절한 활성화를 억제.
    - 복횡근 약화는 복압(IAP) 형성 부족으로 허리와 천장관절의 불안정을 초래.

- 치료 포인트:
    - 복횡근 활성화를 통해 복부와 장요근 간의 균형 회복.
    - 장요근의 긴장을 완화하여 복부 근육의 협응성을 증진.

3. ML (Middle Layer): 요방형근 중심
- ML은 요방형근(Qualdratus Lumborum)과 다열근 (Multifidus)을 포함하여 척추 측면과 후방을 안정화합니다.

- 요방형근 긴장:
    - 요방형근 과긴장은 골반과 요추를 비대칭적으로 잡아당겨 천장관절에 부하를 증가.
    - 복횡근이 약화되면 요방형근이 대체 작용을 하여 과긴장 발생.

- 치료 포인트:
    - 복횡근 및 내복사근 활성화를 통해 요방형근의 과긴장 완화.
    - 요방형근 스트레칭과 근막 이완 병행.

4. PL (Posterior Layer): 후면 안정성
- PL은 대둔근(Gluteus Maximus), 햄스트링(Hamstrings), 요방형근 등이 포함되어 골반과 요추 후면 안정성을 담당합니다.

- 천장관절 불안정:
    - PL의 비정상적 협응은 천장관절의 안정성을 저하.
    - 복횡근과 복사근이 PL과 협응하지 못하면 척추와 골반 후면에 과도한 부하 발생.

- 치료 포인트:
  - 복횡근과 외복사근을 활성화하여 PL의 후면 안정성을 회복.
  - 대둔근 강화와 요방형근 이완 병행.

▶ 복횡근 및 복사근을 중심으로 한 치료 관점

1. 치료 목표
   - 복압 형성을 통해 요추, 골반, 천장관절 안정성 회복.
   - AL, ML, PL의 기능적 협응 증진.
   - 요방형근과 장요근의 긴장을 줄이고 복횡근/복사근 활성화로 균형 회복.

▶ 연부조직외과학 관점의 치료

1. 치료 원리
   - 요방형근, 장요근의 유착과 긴장을 완화하여 근육 협응 정상화.
   - 복횡근과 복사근의 활성화를 위해 근막 및 연부조직 이완.

2. 침도 치료 접근
   - 요방형근:
     - 초음파 유도하 침도로 과긴장 부위와 유착 제거.
   - 장요근:
     - 골반과 요추 전방에서 장요근의 긴장을 이완.

- 복횡근 및 복사근 연결부:
  - 복부 근막의 유착 해소로 근육 활성화 촉진.

3. 온열침 병행
- 안정성을 위해 복부에 온열침 병행
- 복압 형성을 돕는 복부 근육 주변의 안정성 개선.

참고문헌

참고 문헌

- 이광호, et al. "가열식 화침을 이용한 외상성 내측측부인대 손상 치험 5 례." 대한침구의학회지27.1 (2010): 149-155.

- Jun, Ji Hee, et al. 「Warm needle acupuncture for osteoarthritis: A systematic review and meta-analysis」 Phytomedicine106 (2022): 154388.

- Huang, Yashuang, et al. 「Effectiveness and safety of warm needle acupuncture on lumbar muscles strain: A protocol for systematic review and meta analysis」 Medicine100.9 (2021): e24401.

- Huang, Yashuang, et al. 「Effectiveness and safety of warm needle acupuncture on lumbar muscles strain: A protocol for systematic review and meta analysis」 Medicine100.9 (2021): e24401.

- Heo, Dong-Seok, and Dong-Ho Geum. 「Effects of warming acupuncture on ligament recovery in injury-induced rats」 Korean journal of oriental medicine27.4 (2006): 156-161.

- Cai, Guo-Wei, and Jia Li. 「Effect of warm needle moxibustion intervention on knee-joint swelling and expression of synovial SIRT 1 and NF-κB in rats with rheumatoid arthritis」 Zhen ci yan jiu= Acupuncture Research42.5 (2017): 397-401.

- Oh, Seo Young, Hyun Lee, and Jae Hui Kang. 「전기와 자기장의 침 자극을 포함한 복합치료가 말초성 안면신경마비에 미치는 영향에 대한 관찰 연구」 (2016): 117-127.

- Chu H, Chae H, Ryu M. Anatomical Analysis of Acupoints Used for Treating Peripheral Facial Palsy. Journal of Korean Medical Society of Acupotomology 2021;5:136-142. https://doi.org/10.54461/JKMST.2021.5.2.136

- 안면신경마비 한의표준임상진료지침 2021년 12월 대한침구의학회
- Early Stage Steroid Treatment for Acute Facial Paralysis in Korea. Myung Woo Kim, Jin Kim Korean Journal of Otorhinolaryngology-Head and Neck Surgery 2016;59(5): 346-352.
- 질병관리청 "심뇌혈관질환발생통계" 2024.04
- Bernhardt J, Hayward KS, Kwakkel G, Ward NS, Wolf SL, Borschmann K, Krakauer JW, Boyd LA, Carmichael ST, Corbett D, Cramer SC. Agreed definitions and a shared vision for new standards in stroke recovery research: The Stroke Recovery and Rehabilitation Roundtable taskforce. Int J Stroke. 2017 Jul;12(5):444-450.
- Vavrova, J., B. Koznar, and T. Peisker. Long-term outcomes of thrombectomy for acute ischaemic stroke by occluded artery and stroke aetiology: a PRAGUE-16 substudy. EuroIntervention 2021; 17: e169–77. doi: 10.4244. EIJ-D-19-00997 http://www. ncbi. nlm. nih. gov/pubmed/32420880.
- Yang, SH., Liu, R. Four Decades of Ischemic Penumbra and Its Implication for Ischemic Stroke. Transl. Stroke Res. 12, 937–945 (2021). https://doi.org/10.1007/s12975-021-00916-2
- 뇌졸중거뜬히 회복하기 2012년 피터레빈 지음 우촌심뇌혈관연구재단 옮김
- Sodaei F, Shahmaei V. Identification of penumbra in acute ischemic stroke using multimodal MR imaging analysis: A case report study. Radiol Case Rep. 2020 Aug 26;15(10):2041-2046. doi: 10.1016/j.radcr.2020.07.066. PMID: 32922584; PMCID: PMC7475068.
- Phipps, Michael S., and Carolyn A. Cronin. "Management of acute ischemic stroke." Bmj368 (2020).
- Bernardo-Castro, S.; Albino, I.; Barrera-Sandoval, Á.M.; Tomatis, F.; Sousa,

J.A.; Martins, E.; Simões, S.; Lino, M.M.; Ferreira, L.; Sargento-Freitas, J. Therapeutic Nanoparticles for the Different Phases of Ischemic Stroke. Life 2021, 11, 482. https://doi.org/10.3390/life11060482

- 박주영, et al. 「중풍환자에서 수족냉증과 적혈구변형능의 관련성 연구」 대한한방내과학회지31.3 (2010): 578-585.

- Arya, Kamal Narayan, et al. 「Rehabilitation methods for reducing shoulder subluxation in post-stroke hemiparesis: a systematic review」 Topics in stroke rehabilitation25.1 (2018): 68-81.

- 대한재활의학회 재활의학교과서 2022 군자출판사 첫째판 2쇄

- https://www.stroke.org/en/about-stroke/effects-of-stroke/physical-effects/managing-pain/shoulder-pain#:~:text=As%20many%20as%2084%20percent,less%20than%20one%2Dfinger%20width.

- Kumar, P. Hemiplegic shoulder pain in people with stroke: Present and the future. Pain Manag. 2019, 9, 107–110.

- Anwer, S.; Alghadir, A. Incidence, Prevalence, and Risk Factors of Hemiplegic Shoulder Pain: A Systematic Review. Int. J. Environ. Res. Public Health 2020, 17, 4962.

- Stolzenberg D, Siu G, Cruz E. Current and future interventions for glenohumeral subluxation in hemiplegia secondary to stroke. Top Stroke Rehabil 2012;19:444-456.

- Park GY, Kim JM, Sohn SI, Shin IH, Lee MY. Ultrasonographic measurement of shoulder subluxation in patients with post-stroke hemiplegia. J Rehabil Med 2007;39:526-530.

- Lee, S.C.; Kim, A.R.; Chang, W.H.; Kim, J.-s.; Kim, D.Y. Hemiplegic Shoulder Pain in Shoulder Subluxation after Stroke: Associated with Range of Motion Limitation. Brain Neurorehabilit. 2018, 11, e6.

- Kim, Tae Hoon, and Min Cheol Chang. 「Comparison of the effectiveness of pulsed radiofrequency of the suprascapular nerve and intra-articular corticosteroid injection for hemiplegic shoulder pain management.」 Journal of Integrative Neuroscience20.3 (2021): 687-693.

- Thomas LH, Coupe J, Cross LD, Tan AL, Watkins CL. Interventions for treating urinary incontinence after stroke in adults. Cochrane Database Syst Rev. 2019 Feb 1;2(2):CD004462. doi: 10.1002/14651858.CD004462.pub4. PMID: 30706461; PMCID: PMC6355973.

- Agapiou E, Pyrgelis ES, Mavridis IN, Meliou M, Wimalachandra WSB. Bladder dysfunction following stroke: An updated review on diagnosis and management. Bladder (San Franc). 2024 Aug 23;11(1):e21200005. doi: 10.14440/bladder.2024.0012. PMID: 39301573; PMCID: PMC11409650.

- 강경숙, et al. 「중풍 환자의 배뇨장애에 대한 灸療法의 효과」 대한한의학회지 21.4 (2000): 236-241.

- Bello C, Andereggen L, Luedi MM, Beilstein CM. Postcraniotomy Headache: Etiologies and Treatments. Curr Pain Headache Rep. 2022 May;26(5):357-364. doi: 10.1007/s11916-022-01036-8. Epub 2022 Mar 1. PMID: 35230591; PMCID: PMC9061675.

- Rocha‐Filho, Pedro Augusto Sampaio. 「Post‐craniotomy headache: a clinical view with a focus on the persistent form」 Headache: The Journal of Head and Face Pain55.5 (2015): 733-738.

- Hayman, Anne L., et al. 「Clinical and imaging anatomy of the scalp」 Journal of computer assisted tomography27.3 (2003): 454-459.

- BodyParts3D, © The Database Center for Life Science licensed under CC Attribution 4.0 International

〈맥동형 전자기장과 온침요법의 복합 치료를 이용한 MCF-7 유방암세포의 사멸 촉진 효과 2025.6〉

- 자기장(MF), 침 치료(Acu), 그리고 MF+Acu 병행 치료가 MCF-7 이종이식 마우스의 종양 성장에 미치는 영향

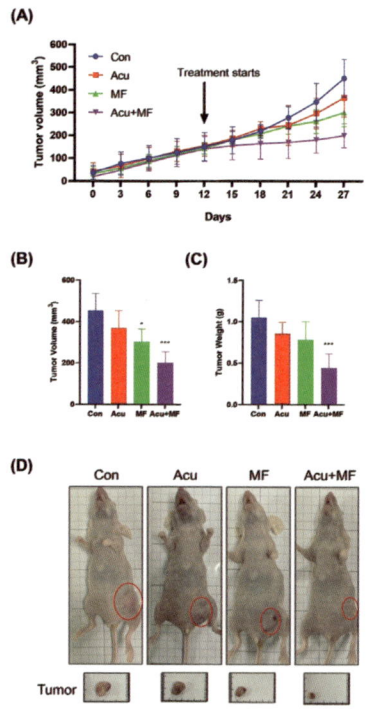

(A) 27일 동안의 종양 부피 측정 결과. 치료는 12일째에 시작되었음. (B) 실험 종료 시점의 최종 종양 부피, (C) 실험 종료 시점의 최종 종양 무게. (D) 각 그룹(대조군, 침 치료군, 자기장 치료군, 침+자기장 병행 치료군)의 종양이 있는 생쥐 사진 및 적출된 종양의 대표 이미지. 종양 위치는 빨간 원으로 표시됨. 데이터는 각 그룹당 n=7-8의 평균 ± 표준오차(SEM)로 표시되었음. $*p < 0.05$, $***p < 0.001$: 대조군과 비교하여 통계적으로 유의한 차이를 나타냄.